纠结？
破结！

听秦大夫"乳"此"话疗"

秦悦农　著

上海科学技术出版社

图书在版编目（CIP）数据

纠结？破结！：听秦大夫"乳"此"话疗" / 秦悦农著. -- 上海：上海科学技术出版社，2023.10
ISBN 978-7-5478-6329-9

Ⅰ. ①纠… Ⅱ. ①秦… Ⅲ. ①乳房疾病－诊疗 Ⅳ. ①R655.8

中国国家版本馆CIP数据核字(2023)第181558号

纠结？破结！
听秦大夫"乳"此"话疗"

秦悦农　著

上海世纪出版（集团）有限公司
上 海 科 学 技 术 出 版 社　出版、发行
（上海市闵行区号景路 159 弄 A 座 9F–10F）
邮政编码 201101　　www.sstp.cn
上海光扬印务有限公司印刷
开本 889×1194　1/32　印张 9.5
字数 180 千字
2023 年 10 月第 1 版　2023 年 10 月第 1 次印刷
ISBN 978–7–5478–6329–9/R·2840
定价：68.00 元

医学科普如果太学术，难免不通俗；"度娘"很方便，却又太随意；病人很焦虑，却又很无知，加上诚信的缺失、信任的缺失……医患矛盾愈演愈烈。

古希腊名医希波克拉底说，医生"三件宝"——语言、药物、手术刀。

本书以对话的形式展开，希望你能体会"语言"的独特功效。

书中的每个案例都是真实的，"话疗"发生在门诊、病房、手术室，或者微信、QQ、抖音、小红书、好大夫在线……

那些熟悉的场景能让你瞬间代入，会发现原来不是你一个人这么问、这么想。

人类已经步入 AI 时代，信息的获取和整合那么方便，为什么还会有这么多相同的困惑在不同的场景下反复出现？

据说 AI 对话在很多场景中已能以假乱真。将来，我们能分辨对话者是医生还是机器人吗？会不会被卷入更混乱的信息旋涡？

强大的算法，能让机器人学到如本书作者那样的犀利风、悲悯心吗？

所以，当我们能拥有真实的信息、纯粹的感情时，珍惜啊！

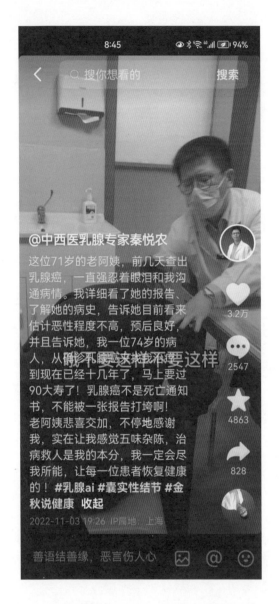

注：本书图片为作者抖音、小红书、快手、好大夫等平台截屏，为保持"原味"，个别不规范字词截图未作修正，但正文均解释说明。

纠结？破结！听秦大夫『乳』此『话疗』

2

2020 年，全球新患乳腺癌人数达到 226 万，正式取代肺癌，成为第一大癌种。国内乳腺癌的发病率同样日益上升，尤其是一二线城市更高。2021 年，国内新患乳腺癌人数达到 42 万。乳腺癌发生的性别差异巨大，几乎是女性承担了 99% 以上的发病人数，因此，乳腺癌已经成为名副其实的第一"红颜杀手"，并且，发病率还在呈逐年上升趋势。其实，乳腺癌属于"相对善良"的恶性肿瘤，和其他恶性肿瘤相比，乳腺癌病人生存率相对较高，尤其是早期乳腺癌比如乳腺原位癌几乎不危及生命。国内乳腺癌病人总体五年生存率已经超过 80%，上海地区乳腺癌病人的五年生存率已经达到了 93%。所以，早发现早诊断早治疗，以及规范治疗，在乳腺癌临床中显得尤为重要。

专业医生希望告诉病人的是：乳腺疾病有哪些主要症状，乳腺疾病分哪些种类，乳腺疾病如何诊断如何治疗，乳腺疾病和乳腺癌是什么关系；病人最关心的又是什么呢？正面的教科书式的解读对于非专业人士效果太差，医者只有找一些形象的类比才行。并且，以病人有限的生活经验，只能接触到个案，容易曲解误解、道听途说，造成无数个"为什么"、无数个"怎么办"。

2019 年，我在《非常医患对话：乳房那些事》一书中已经花了不少笔墨来解答这些"为什么"。该书出版以后，有些朋友质疑：医生对病人不是应该晓之以理、动之以情、循循善诱、谆谆教诲吗？你这个医生怎么那么"简单"，说话那么"粗暴"呢？

我以 30 年的临床经验，非常负责任地告诉各位，"纠结"是乳腺疾病的"根源"。每次门诊有限的时间，面对众多抑郁、焦虑、纠结的病人，有时候"简单、粗暴"才最"有效"哦！

不信，看看近两年抖音、小红书等平台上我新出的短视频，被我"骂"过后不少病人心里乐开了花——原来真的没病，原来真的不用那么怕。百般劝诫不如一声怒斥，当然，还需要因人而异、因材施教、因地制宜的。

那么，病人究竟有哪些"纠结"？笔者归类整理了门诊、病房和网络平台中病人和家属最容易陷入的八大类"纠结"困境，又写了这本书，告诉大家专业医生会如何活用类比、巧用"话术"，来破解这些"纠结"。

2023 年，是笔者行医整整 30 年，如果从学医开始算起，则有 35 个年头了。随着年龄增长，技术成熟了，心态也成熟了，接触的病人和家属越来越多，承担的社会责任也越来越重。非常幸运，笔者算是基本实现了自己作为一名医者的理想和愿望。所以，你也可以将本书看成是一名临床医生亲身实践的回顾、成长经历的分享。

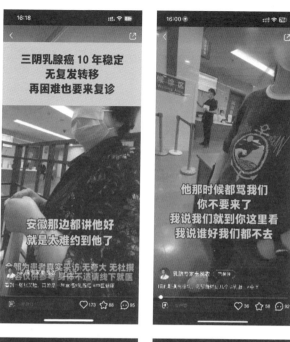

三阴乳腺癌 10 年稳定
无复发转移
再困难也要来复诊

安徽那边都讲他好
就是太难约到他了

他那时候都骂我们
你不要来了
我说我们就到你这里看
我说谁好我们都不去

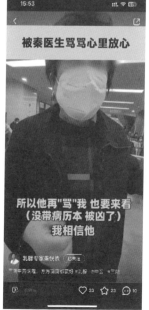

被秦医生骂骂心里放心

所以他再"骂"我 也要来看
（没带病历本 被凶了）
我相信他

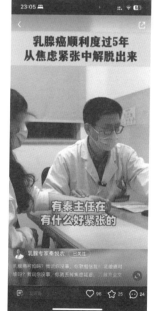

乳腺癌顺利度过5年
从焦虑紧张中解脱出来

有秦主任在
有什么好紧张的

目　录

纠结三：到什么地步了

纠结四：她们说、网上说

纠结五：谁能救我

纠结一：

诊断对吗

坏毛病？

不要紧？

到底什么性质……

坏毛病？

到底什么性质……

不要紧？

到底什么性质……

坏毛病？

不要紧？

到底什么性质……

不要紧？

结节！还疼！怎么会没事？

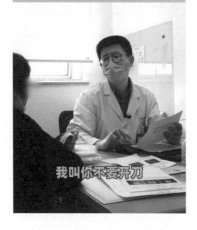

病人钼靶检查没有什么，B超说有结节。平时乳房也疼。我告诉她就是乳腺增生，老百姓也叫"小叶增生"，没事的。

我叫你不要开刀

乳房疾病有三大症状：乳房疼痛，乳房肿块，以及乳头溢液。至于乳腺结节，其实是指很小很小的"肿块"。太小的肿块，确切存在，但又无法判断性质，所以命名为"结节"。结节是一种确切的存在，但尚无法明确性质。

门　诊

 我的小姐妹，也是结节，医生为什么叫她开刀？我要不要开刀？

凭空这样说，还真的无法判断啊。只能说，你不需要开刀。可以观察，定期复查就可以了。

 结节是好的，还是不好的？

结节本身只是一个"中性词"，没有好坏的含义。如果一定要明确结节是什么，就需要手术或者穿刺活检了。

那我究竟要不要手术啊？

我刚才讲过了，可以观察，定期复查就可以了啊。

那结节会不会长大啊？长大了怎么办？

不知道会不会长大，所以让你定期复查。如果长大了，当然需要治疗，可以切除。

那为什么不现在就切？

现在很小，又没有发现其他伴随的"危险因素"，所以建议观察。主要原因是一次一次地手术，会损伤到乳房正常的结构，时间久了以后，乳房患病的机会更大。

哎，做女人真麻烦。

……

纠结一：诊断对吗

3

他们说你很准的，
我的小结节到底是好的还是坏的？ >>>

秦医生，我乳房里有结节，到底是好的还是坏的？你帮我看一下。

体检没有特别发现，彩超显示右乳低回声结节，不需要手术，建议随访。现在结节太小了，没法判断好坏，只有观察。

为什么没法判断？她们说你很准的。

很准的？算命啊？

可是，你是专家啊！

请问，你是做什么职业的？

我是老师，教小学语文。

比如，你在教小学一年级，有一位小男生不好好交作业，经常调皮捣蛋，是不是你就会判断他将来一定会去犯罪？

那不会啊。我碰到很多小孩子调皮捣蛋的，后来发现都很聪明，都上了很好的学校，很有出息。

那有没有最终成为"坏分子"的孩子？你能一眼就判断出吗？

有极个别的，年纪那么小看不出的，只有慢慢看。

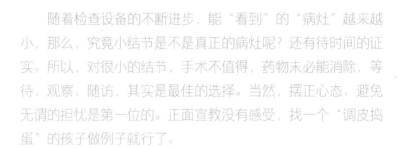

乳腺小结节也是一样的。你无法一眼就"算出"今后哪个小结节是良性，哪个是恶性。所以，对于太小的"结节"只有先观察。目前不必要特别的处理。建议 3～6 个月复查，一般等月经过后的一周内来复查最好。

　　随着检查设备的不断进步，能"看到"的"病灶"越来越小，那么，究竟小结节是不是真正的病灶呢？还有待时间的证实。所以，对很小的结节，手术不值得，药物未必能消除，等待、观察、随访，其实是最佳的选择。当然，摆正心态、避免无谓的担忧是第一位的。正面宣教没有感受，找一个"调皮捣蛋"的孩子做例子就行了。

你说乳房痛是没事的，可我为什么是癌？

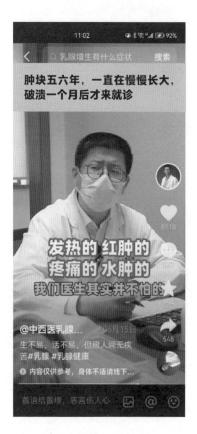

即便是上海这样国际化的大都市，即便很多有医保的病人，仍然在逃避现实，甚至到"执迷不悟"的地步，专业医生的科普宣传任重道远啊！都人工智能时代了，很多人还以为"乳腺癌＝死亡"。事实上，早期乳腺癌的治愈率已经非常高，比如上海地区，因为早发现、早诊断、早治疗，乳腺癌病人的五年生存率已经超过了93%，随着很多新药的问世，晚期乳腺癌病人的生存时间也获得了大大的延长。

秦医生，我听了你的科普讲座，讲得真好。我就是有乳房疾病，想让你看看。看这儿……

已经破了啊！发现肿块多久了？破溃有多久了？

最早出现到现在已经五六年了吧。原来很小，后来慢慢长大。破溃大概就一个月吧。

赶紧做活检吧，等病理报告出来，估计要先化疗了。

化疗？为什么？

看着应该是乳腺癌，时间久了，有点耽搁，马上手术未必很妥当，应该先完成检查，然后做化疗了。

乳腺癌啊？你刚刚讲课不是说有疼痛的不是乳腺癌吗？

你是现在痛了。五六年前，你的乳房肿块是不痛不痒的，对吧？我课上还说，更年期以后新长的肿块，也可能是有问题的。这两条你都符合了。

唉，那时候还没听到你的课。

再说疼痛吧。我是说单纯的乳房疼痛一般问题不大。你呢，是乳房出现肿块五六年，现在是肿块溃破，且出现周围皮肤软组织的溃疡、溢液、疼痛。你是真的不明白？

我总是朝好的方面想……

 你不是朝好的方面想。你是逃避！你完全知道乳腺出了问题，并且也意识到乳腺癌的可能性最大，却总是在逃避。

 我承认，可我害怕啊。

 害怕有用吗？疾病还是会发展的。你应该正视疾病，及时治疗。所以，我建议先做穿刺，得到病理报告。

 穿刺？不是说穿刺会使疾病扩散吗？

 这都是民间误传。穿刺取得病理诊断，两周之内后续有治疗手段的，或者手术或者化疗，对病人的预后没有影响。穿刺以后不治疗，那是有影响的。

 我要再想想。

 还要再想？你刚刚听过课了，应该明白早发现早诊断早治疗的好处的，何况现在已经不算很早了。

 知道是知道的，我还是害怕。

 乳房溃破了，等天气转暖，溃破加大，臭味道出来，生活质量很低的。

 我再想想，再想想……

4 我就来续个药，怎么要手术了？

我是乳腺增生，今天是来续药的。

服药后乳房疼痛缓解了吗？

乳房本身就不痛啊。

乳房不痛啊？那你吃药目的是什么？

好像有一个小肿块，不痛不痒的。想吃药消除它。

让我看一下。

不要看了吧……单位体检 B 超也做过了。原来都是直接配药，你怎么这么复杂？

不好意思。我专家门诊坐惯了，今天来顶普通门诊，有点职业病。

你是专家啊？

还算吧。其实病人就相信医生头上的"光环"，在我们龙华医院，在普通门诊坐诊的专家医生多了去了，但是病人却不相信……非要挂号费贵一些才行。

那你看一下吧……

完成体检

左乳外侧肿块明显，多久了，痛不痛？

好像 6 个月了，基本不痛。

去做个 B 超吧。我觉得要手术的。

手术？你不要吓我啊！我只是乳腺增生来配药的。

做一个吧，做完 B 超，马上过来，我们再谈。

病人完成超声检查，递上报告单

哎呀，超声医生也说有点问题。

是的，和我手检基本一致，肿块直径 1.5 厘米，欠光滑，伴血流，还是有点危险的。

你不要吓我啊！会是不好的吗？我就来开个药，结果要手术了？

 肿块还不大，最终根据病理报告，如果是不好的，至少也做到了早发现早诊断早治疗是吧？你听我的专业意见吧，做手术对你更有利。如果我今天就开点药给你，会耽误你的。

后来，这个病人接受了手术，诊断明确为乳腺癌，接受了保乳手术加综合治疗。随访 14 年，健在。

出于职业的敏感，对于不伴随乳房疼痛的肿块，我会更加重视。药物的主要作用在于缓解乳房疼痛，较长期地服药可以软化腺体，但是想要消除已经成形的乳腺肿瘤很困难。

我的肿块推得动，我觉得是良性的 >>>

医生，我乳房肿块几个月了，不痛不痒，没有感觉。

手检下来不太好。而且你是更年期后新出现的乳房肿块，要重视的，建议手术。

能不能再观察观察？

危险年龄。我的感觉这个肿块是有问题的。

书上说，乳房肿块推得动是"好的"。

你的肿块"推不动"。

啊？我自己能够推动的。

书粘在桌子上，推书推不动，但是你去推桌子，书和桌子一起动了。

……

动与不动是相对的，相对于胸大肌，乳腺肿块总是"推得动"。

你的意思是需要手术？

如果我的判断错了，最多你乳房上多一个切口。

 大概这么长？那么长（比划）？

切口多长要紧吗？现在不是研究这个问题的时候。如果你的判断错了，就有可能威胁生命了。

　　晓之以理，动之以情。病人最终接受了手术，病理证实为"（乳腺）浸润性导管癌"，行乳腺癌改良根治术加综合治疗，随访 22 年，至今健在。

　　提醒各位读者：更年期以后新出现的乳房肿块，尤其需要重视。

4年了，不敢照镜子

>>>

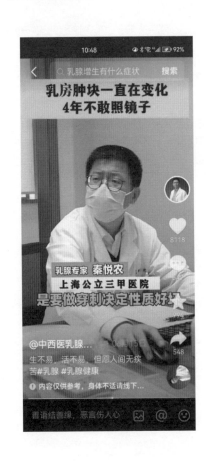

　　这个病人因为乳房肿块，来要求中西医结合治疗，一上来明确表示"手术我是不做的"。

　　问诊和检查之后，我问她：肿块很久了吧，腋下也有一个肿块。怎么这么久不来看？

　　病人说有4年了，不敢照镜子。想想年纪么也大了，能混就混混算了……

手术不做，先做一个穿刺吧？

穿刺我也不做的。

那你不是来中西医结合诊疗，是来纯中医治疗的吧？

那你觉得诊断是什么？包括腋下。

我觉得是乳腺癌，腋下是转移的淋巴结。但这只是我的临床推断，我建议穿刺，是为了拿到"证据"，还可以分型，确定什么药物会更有疗效。即便不做手术，至少寻找一个合适的药物吧？西药和中药联合。

听说假如是恶性的，穿刺了反而会扩散？我太太会不会恶化得更快？

这就进入医学悖论了。不穿刺，医生觉得无法明确诊断，无法给出建议；穿刺了，病人觉得更容易扩散，不利于疾病治疗。于是医患僵持在这里。

那你觉得要怎样？

穿刺会引起扩散只是误传。医学大样本数据告诉我们，恶性肿瘤穿刺后及时治疗，并不影响预后。如果穿刺明确是恶性肿瘤，后续治疗不跟进，那么是有影响的。

我不做穿刺，做磁共振，或者再做 PET-CT，行不行？

不行，我觉得要先穿刺，病理诊断是"金标准"，影像学仅供参考，临床遇到影像学错误的案例多了去了。并且，如果是恶性的，病理诊断可以区分类型，寻找合适的药物。

我年纪大了……

我的团队，诊治过的老年乳腺癌病人非常多。单侧手术，做过 99 岁的；双侧同时手术，做过 88 岁的，都是到了不得不做的地步。另外，年纪大的病人，麻醉、手术、术后康复过程，都存在风险的。我只是希望寻求一个更合适的治疗，该做的做，不该做的不做。我现在手里单纯保守治疗的高龄老人也有，但还是建议你穿刺明确病理类型，找到合适的匹配药物。

那，中药呢？

假如我随便开一剂中药，安慰你一下，很方便的，但对你有意义吗？

今天还是很有收获，我们回家商量一下。

　　有人问为什么现在老年乳腺癌病人多了，是不是吃得太好了？其实，每个人身上都有癌细胞，也都有抑制癌细胞发展的免疫因子。老年病人多，最大的原因是寿命延长，机体免疫功能下降，患癌的可能性大了。如果人均寿命小于 70 岁，就不必谈论老年乳腺癌了是不是？而现在，上海女性预期寿命都超过 86 岁了。

肿瘤指标都好的，我怎么可能是乳腺癌？

门诊

我觉得你是乳腺癌的可能性大。

我"百度"过了，乳腺癌相关的肿瘤标志物是CA153，我是正常的呀!

"百度医科大学"啊？我最怕"百度"的病人了。

那我不是挂不到号，自己先看看么。

很多乳腺癌病人的CA153指标都是正常范围。这叫"假阴性"，指阳性的病人却出现了阴性的化验结果。

"假阴性"？这不是误诊吗？

反过来，如果将没事的普通人做出阳性的结果——"假阳性"，你认为哪一个危害更大？

当然"假阴性"危害大，那不就是老百姓说的"误诊"吗？"假阳性"么最多虚惊一场……

我举实例来说明。假设乳腺癌在上海的年发病率是50/10万，就是每年每10万个女性检查，会发现50例患乳腺癌。假设，某项肿瘤指标"假阴性（漏诊）"比率高达20%（假设得很高吧），那假设这10万名女性做检查，被误诊的人数应该是多少？

50例的20%……是10名。

算对了！又假如，某项肿瘤指标的"假阳性"比率是1%，比前面的20%低很多吧。会有多少人受影响？

10万名啊？1%么是1000名呀。

是的，同样是这10万名女性，因为1%的"假阳性"比率，约1000人被误诊为癌，为之担惊受怕，需要其他检查，甚至手术活检来证实"不是癌症"。如果你算的是上海户籍女性，超过700万，1%又是多少呢？所以，医学上对于化验指标，更加严格掌握的是控制"假阳性"，从后果上看，"假阳性"远远较"假阴性"恐怖。

那10名"假阴性"女性被误诊，又怎么办呢？

其实，你不用担心的，因为这10名"假阴性"的女性，或许还通过B超、钼靶、磁共振等辅助检查，并且还有专业医生体检等来弥补。这就是我坚持要你接受手术的理由。

纠结？破结！听秦大夫『乳』此『话疗』

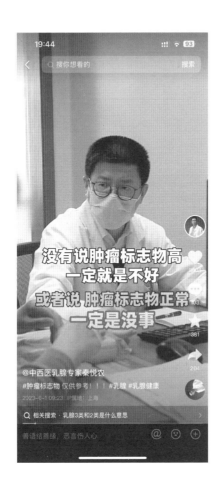

没有说肿瘤标志物高
一定就是不好
或者说 肿瘤标志物正常
一定是没事

@中西医乳腺专家秦悦农
#肿瘤标志物 仅供参考！！！#乳腺 #乳腺健康
2023-6-1 09:23 IP属地：上海

Q 相关搜索·乳腺3类和2类是什么意思

善语结善缘，恶言伤人心

　　学医，还真的是理科生的事情，数学要好噢！

　　最终，这个病人接受了手术治疗，病理诊断明确为乳腺癌。

　　现实中，医生并不说"假阳性""假阴性"，而是说肿瘤标志物特异性和敏感性都不高。

　　现代医学的发展速度很快，但是仍然存在很多未知领域，很多不确定性，所以，"误诊"是客观存在的。目前的主要策略是控制和减少"假阳性"，以及弥补"假阴性"危害。

8

乳腺癌？我乳房上没有肿块呀

医生，我左腋下有几个肿块。当地医院穿刺结果不是很好，要我手术，我就来上海了。喏，这是报告，说"（左腋下）可见异型细胞，建议切除活检"。

左腋下肿块几个，有点硬，有点粘连，活动度还可以。你还做过点什么检查？

钼靶检查只是看到腋下肿大的淋巴结，其他没有发现。B超检查，说左腋下淋巴结没有淋巴门，是不是危险了？

不绝对，但是没有淋巴门的淋巴结需要注意了，"不好"的可能性比较大。还是需要手术的。

那我是什么病？

腋下淋巴结细针穿刺发现"异型细胞"，异型就是不正常。并且细针容易低估病情，估计空心针或者手术活检就是转移性乳腺癌了。

乳腺癌？我乳房上没有肿块呀！

要考虑"隐匿性乳腺癌"。

隐匿性？什么意思？

乳房上没有明显肿块，B超、钼靶都没有发现，所以命名"隐匿性"。这样的病人不多，绝大多数乳腺癌病人的首要表现是乳房肿块，或者乳头溢液甚至溢血。你这样的，是腋下先发现转移性的肿瘤，是一种特殊类型的乳腺癌。

那要怎么治疗呢？要不要切除乳房？

首先，建议手术清扫腋下淋巴结，可以取得病理诊断，也可以获得疾病分期。后续的治疗，化疗、放疗、内分泌治疗、靶向治疗等，都根据详细的病理报告，和普通乳腺癌的治疗一样。至于乳房嘛，传统上是切除得更多些；现在，也有些医生认为既然没有发现病灶，就不值得切除乳房，意见没有统一。具体看你自己的想法。

我听你的。

最终，病人接受了左乳腺癌改良根治术，术后完成了化疗、放疗、内分泌治疗等，随访至今12年，健在。

特殊类型的乳腺癌，需要引起医患双方更多的关注，需要更多地向病人解释，病人也要充分地信任医生。

9

这就是"判决书"？不能翻案了？

要告诉你一件不好的事。

什么事？

手术最终报告是乳腺导管原位癌，很早期，但需要再次手术的。

怎么会是乳腺癌？术中切片不是讲"好的"吗？

是的，但是石蜡切片才是最终诊断。

怎么会这样？

术中快速切片犹如"海关抽检"，不是每包"货物"打开的，可能遗漏。石蜡切片需要对所有的标本进行检验，可以修正快速切片的诊断。修正的比例在5% ~ 10%。

会不会弄错？

石蜡切片是加上了免疫组化指标的，是最终诊断，不会弄错。

那会不会快速切片认为是癌，而石蜡切片诊断不是癌的？

 那不可以的。只允许快速切片"低估"，不允许"高估"。因为如果切除了乳房，是不能再安上的，就变成"医疗事故"了。

 这就是"判决书"？不能翻案了？

 不能翻案了。你看，所有的影像学报告都有一句"本报告仅供临床医生参考"，但是病理报告单上没有这句话。所以，病理报告单是需要承担法律责任的。

 要再次手术？

 是的。

现代医学是以解剖学为基础，围绕病理学作出诊断的医学，而病理诊断所谓的"金标准"，指的是石蜡切片，术中冰冻切片或者细胞学检查，都可能低估病情。

10

乳头出水，怎么会是脑瘤？

00:36 ‖ 40

收起 〉　　　　　　■■■ 〈40 岁　　查看问诊记录 〉

_昨天 04:37

病人

> 医生，我乳头出水，是不是乳腺癌？
> 好紧张呀。

昨天 23:59

秦悦农 主任医师

> 单侧还是双侧？

08:38

病人

> 单侧。双侧是不是更严重？

20:18

秦悦农 主任医师

> 双侧一般考虑内分泌问题，激素失调了，常见的有泌乳素增高，称作"高泌乳素血症"，有时候继续追踪检查，可以发现脑垂体瘤。脑垂体瘤引起的泌乳素增高，同时作用于双侧乳房。你是单侧溢液，垂体瘤可能性不大的。

问诊中　　　　　　　　　　剩余 1 次医生回复机会

常用语　　上传资料　　隐私电话　　发起视频　　赠

20:25

万一是脑瘤，怎么办？

20:31

脑垂体瘤有些需要手术，有些可以伽马刀，还有很多小的，主要表现就是溢乳溢液的，就靠药物治疗维持。

20:43

我的溢液有时候有，有时候没有。

20:56

挤压才发现，还是内衣上看到？颜色是像奶水还是清水？黄色还是出血样？

20:58

内衣上看到两次，有结痂，后来挤压乳头看到了。是黄色的溢液。医生，是不是出血就是乳腺癌了？

21:30

秦悦农 主任医师

一般泌乳素水平高引起的溢液，多数是乳白色或者清水样；出血或者褐色的基本上都有瘤的，良性的比如导管瘤（全称叫导管内乳头状瘤），恶性的比如乳腺癌。但是黄色的溢液比较复杂，什么可能性都有。你要去做检查，彩超、钼靶，都可以去做一下。

21:41

病人

我听说要做导管镜的是吧？

21:56

秦悦农 主任医师

导管镜是需要看到溢液的乳头孔才能做的，没有乳头孔不能扎进去做。

21:59

病人

可我不是每天有出水啊。

22:16

秦悦农 主任医师

所以，先把其他检查做了。以后有出水的时候再来门诊找我。

问诊中　　　　　　　　　剩余 1 次医生回复机会

常用语　　上传资料　　隐私电话　　发起视频　　嗯

纠结？破结！听秦大夫「乳」此「话疗」

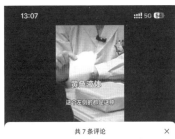

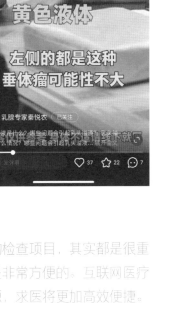

共 7 条评论 ✕

孙浅浅 cium
我乳头溢液，右侧，挤就会🩸，不挤没有，就
1-2滴 05-26 回复

李可摘星星: 你去看了吗？🫣我是左边跟你一样 1-2滴
06-23 回复

孙浅浅 cium
回复 李可摘星星: 这几天挤不出来了，去过
医院，医生说没事不要挤，配了点活血的胶
囊，我就吃了1盒就没有吃，不要紧的
06-23 回复

回复 孙浅浅 cium: 我是今天才发现😭下午去
检查一下，好担心 06-23 回复

孙浅浅 cium
回复 李可摘星星: 别担心呢，姐妹，不去想
它就好了 06-23 回复

回复 孙浅浅 cium: 我下午去检查了，还抽血
检查了泌乳素 06-23 回复

damiguiting
请问秦医生在上海什么医院 2022-12-11 回复

让大家听到你的声音 @ ☺ 🖼

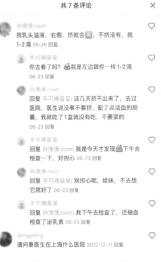

黄色液体

左侧的都是这种
垂体瘤可能性不大

乳腺专家秦悦农 已关注

乳头溢液是什么？哪些问题会引起乳头溢液？黄色液
体是什么情况？哪些问题会引起乳头溢液…展开全文

♡ 37   ☆ 22   💬 7

　　患病后就诊的时间点，所选择的检查项目，其实都是很重
要的。就这些来说，国内的医疗还是非常方便的。互联网医疗
时代，病人如果能利用一些网上资源，求医将更加高效便捷。

　　我的门诊设置了"精准预约"，针对未行乳腺手术的初诊
病人精准开放。

11

医生，我是"浆细胞"还是"肉芽肿"？

>>>

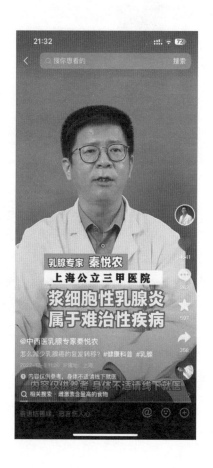

现代医学是以病理学为"金标准"，而传统医学恰恰完全没有病理学概念。在外界看来，难治性疾病的中医优势又恰恰是"糊里糊涂"。其实，中医的优势在于一代一代中医人的传承与创新。龙华医院中西医结合乳腺科是海派中医顾氏外科的分支，我也算顾氏外科的第五代传承人之一。

医生，我是浆细胞（浆细胞性乳腺炎）还是肉芽肿（肉芽肿性乳腺炎）？ 06-29 湖南

区分这个，很重要吗？ 06-29 上海

听说治疗方法不一样的啊！ 06-29 湖南

你讲的是以病理学为诊断的。 06-29 上海

不是说病理"金标准"吗？ 06-29 湖南

传统中医学哪里有病理概念？ 06-29 上海

好像是没有。 06-29 湖南

中医对这类疾病的分类自成体系的。 06-29 上海

那治疗怎么办？ 06-29 湖南

纠结一：诊断对吗

29

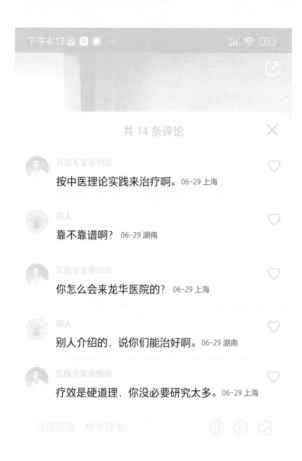

共 14 条评论   ✕

乳腺专家秦悦农 ♡
按中医理论实践来治疗啊。 06-29 上海

病人 ♡
靠不靠谱啊？ 06-29 湖南

乳腺专家秦悦农 ♡
你怎么会来龙华医院的？ 06-29 上海

病人 ♡
别人介绍的，说你们能治好啊。 06-29 湖南

乳腺专家秦悦农 ♡
疗效是硬道理，你没必要研究太多。 06-29 上海

有话要说，快来评论   @ ☺ 🖼

  非哺乳期乳腺炎最为复杂，浆细胞也罢，肉芽肿也罢，都缺乏统一的诊疗标准，难以形成专家共识。中医治疗此类疾病，无论清热解毒还是温阳散结，亦为个人经验。最终，疗效是硬道理。

纠结？破结！听秦大夫"乳"此"话疗"

宁波猪油汤圆，破没破？

姜大夫

5 月 23 日 14:24

你是原位癌伴微浸润，综合来看，建议化疗。

5 月 23 日 14:28

化疗伤身体啊，我不想做。

5 月 23 日 14:30

伴浸润要做的，单纯原位癌可以不做。

5 月 23 日 14:30

浸润和原位，啥意思？

5 月 23 日 14:32

汤圆煮过吗？

5 月 23 日 14:33

宁波猪油汤圆啊？脂肪那么高，我不吃的。

5 月 23 日 14:35

我是让你想，汤圆破和不破，汤水清还是混？

5 月 23 日 14:36

不破是清汤，破了是混汤。

5 月 23 日 14:40

原位癌犹如汤圆未破，能够完整捞出来。

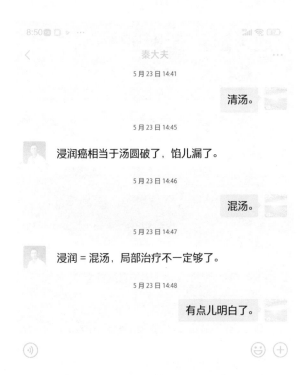

8:50

＜　　　　　　秦大夫　　　　　　…

5 月 23 日 14:41

清汤。

5 月 23 日 14:45

浸润癌相当于汤圆破了，馅儿漏了。

5 月 23 日 14:46

混汤。

5 月 23 日 14:47

浸润 = 混汤，局部治疗不一定够了。

5 月 23 日 14:48

有点儿明白了。

　　医疗界用食物来比喻疾病状况的非常多，耳熟能详的比如巧克力囊肿、干酪样变、葡萄胎、鱼肉样改变……我经常用"猪油汤圆"来解释肿瘤浸润不浸润。不会说段子的医生不是好老师，不会发散思维的病人不是好学生。聪明的你，来触类旁通吧。

　　需要说明的是，并非每一例"浸润性癌"都像这个病人一样需要化疗，医生都是根据各项报告综合判断的。本篇只为了说明"原位癌"和"浸润癌"的区别。

纠结二:

方案好吗

开刀?

化疗?

吃药?

怎么可以不管它……

开刀?

化疗?

吃药?

怎么可以不管它……

开刀?

化疗?

吃药?

怎么可以不管它……

吃药?

怎么可以不管它……

天天身上背着"炸弹"啊？太可怕了 >>>

 我乳房长结节了，（直径）5 毫米 ×3 毫米。

很小的，多数是乳腺增生。

 会不会是"不好"的？

目前没有依据。不必担心，定期复查就行了。

 天天身上背着"炸弹"啊？太可怕了！怎么消掉它？

药物未必能消除，手术不值得。

 那 B 超医生为什么要写？

提醒你注意，以后对照啊。

 她不写就好了。

……

日益发达的检测设备，使现在的仪器分辨率变得"太高"，能发现的"结节"越来越多。

纠结？破结！听秦大夫「乳」此「话疗」

不吃药，消不掉，
我就等小结节长大再开刀啊？

小结节而已，这么急干吗？癌变的比例很低的。

药物不一定能消除结节。注意避免不良的生活因素吧。乳腺疾病的不利因素主要是内分泌失调，雌激素水平相对或者绝对过高。所以，避免雌激素水平的上升，就是对机体有利的。建议不熬夜、不生闷气、少发脾气；工作压力不要太大；减少油腻油炸、辛辣刺激饮食；保持适当锻炼，保持正常体重；其他嘛，保持和谐的性生活，等等。

纠结二：方案好吗

35

05-29 上午 8:50

如果乳房疼痛比较明显，可以服药来缓解。如果乳房疼痛不明显，单纯为了消除结节，服药的意义就不大了，毕竟"是药三分毒"，而短期服药是做不到消除结节的。

05-29 上午 8:52

不吃药，不治疗，我就等小结节长大再开刀啊？

05-29 上午 8:55

心态很重要啊。如果身上长了老年痣，你会想长期服药试图消除它吗？

05-29 上午 8:57

我还没有这么老吧？

05-29 上午 9:00

抱歉抱歉。换个说法，如果青春痘后遗留的痘印，你会刻意服药消除吗？

05-29 上午 9:02

但痘印不会恶变的。

05-29 上午 9:05

是的。谁也无法预测小结节是否会恶变，只能定期复查，发现变化及时处理。

05-29 上午 9:06

那就是说不需要服药？

发送

当然可以服药的。服药目的是疏肝理气，调
摄冲任，大致相当于西医讲的调节内分泌，
对已经长成的小结节，是未必能消除的。

05-29 上午 9:09

05-29 上午 9:15

好吧……

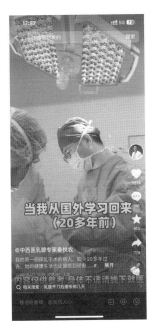

　　国外医生经常评论中国病人，
就是看病后"必须有治疗方案"，随
访观察在国内被认为是放任自流、
等待恶变、不负责任。其实，在没
有弄清状况的时候，观察随访是最
为合适的。手术不值得，其他的干
预手段不知道好坏，为什么不等待
观察呢？

纠结二：方案好吗

37

3 磁共振发现小结节，为什么不早做手术？

08-15 下午 8:15

秦医生，你帮帮我，我纠结死了。

08-15 下午 8:20

我一直说，纠结是乳腺疾病的根源！

08-15 下午 8:22

我也不想纠结的，实在是疾病比较复杂。我乳房不舒服，去医院检查，彩超没有发现什么问题，钼靶说有点环形钙化，是 BI-RADS 3 类，医生也说没有什么问题，就是乳腺增生，让我吃点中成药，逍遥丸什么的。

08-15 下午 8:30

那不复杂啊，不是很简单嘛，乳腺增生，服用逍遥丸基本上是可以的呀。

08-15 下午 8:35

可我不放心，又问医生，后来做了一个磁共振，磁共振报告说我右乳的外侧有一个小结节，有强化什么，说可以活检了。

08-15 下午 8:37

但是医生不给你做，是不是？

发送

纠结？破结！听秦大夫『乳』此『话疗』

这情况很多见。结节太小，定位比较困难。

彩超是仰面躺着做的，和手术时的体位基本一致，只要根据体表定位彩超描述的深度，手术医生就可以去找。但是磁共振是趴着（俯卧位）做的，当你仰面朝天的时候位置就变了。医生怎么办？

磁共振敏感度太高，容易发现疾病，也容易高估病情。这叫"双刃剑"，有利有弊。我帮你找一位我信任的彩超医生，在磁共振提示的部位再仔细找，如果仍然找不到病灶，无法定位，就只有随访。

纠结二：方案好吗

39

08-15 下午 8:56

过度的治疗未必是好事啊。观察、等待，就是目前最好的方案啊！

发送

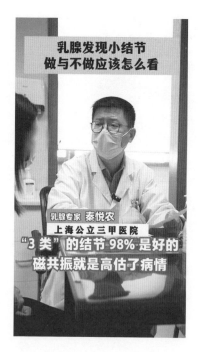

虽然，乳腺癌的治疗讲究早发现早诊断早治疗，但是，国人已经将起跑线越拉越早。其实，任何事情都有"度"。有些时候，在不确定手术是否有利的情况下，等待才是最合适的"选项"。

纠结？破结！听秦大夫"乳"此"话疗"

我摸到了肿块，你快帮我开刀吧

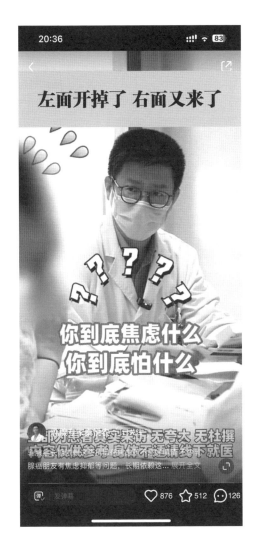

这个病人已经做过手术，现在说自己摸到了另一侧的肿块，要求抓紧手术。但是医生就是摸不到。

这里这里，摸到了吧？

没有摸到。

 就是这里呀。

还是没有。

 上次那个医生，也没摸到……

你根本没有明显的肿块。但是，看到了报告上"描述"的肿块，于是就"摸到"了。

 ……

其实，你做了彩超，钼靶，磁共振，彩超和磁共振都没有发现肿块，只有钼靶"发现"了肿块。可是，你并不知道，钼靶最擅长的是发现钙化，看肿块根本不如彩超和磁共振。

 那我摸到的不是肿块？

你是在钼靶的"指引"下摸到了肿块。是心理负担太重了。

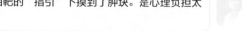

纠结？破结！听秦大夫"乳"此"话疗"

我左侧已经是乳腺癌了，当然希望右侧"早发现"啊！

你左侧的病情也很轻，早期乳腺癌，规范治疗就是了，你心理负担太重了。

群里已经死了好几个姐妹了。

哎，你没有足够的心理素质，加什么病人群呀？

是病友拉我进去的。

在恶性肿瘤中，乳腺癌的生存率算很高了，但是乳腺癌的发病率那么高，有病人死亡总是免不了的。如果群再大点，哪怕不得癌症，也会有死亡的啊！

我天天担心复发转移。

你疾病很早期，像你这样分期和分类的病人估计95%都可以获得"治愈"。天天精神紧张、情绪压抑倒是不利于健康的。

我知道，可是胡思乱想不能控制。你说怎么办？

初一和十五拜拜菩萨，或者每星期做做礼拜，祈祷祈祷，都可以。

我是无神论者。

那也简单的。你的思维走进了"死胡同",要想办法走出来。

就是每天晚上睡不着,要去想。

专业的事,交给专业的人。

谁专业?交给谁?

喏,马路对面——精神卫生中心,心理疏导去吧。

关于我院对面的上海市精神卫生中心,上海人俗称的"600 号",我觉得不必多介绍。"600 号"也是我母校的附属医院,专业、权威。当今社会,紧张、压抑、焦虑的人到处都是,是该多疏导疏导了。

可"化"可不"化",到底怎么办?

病房

你的病理报告出来了,肿瘤不大,淋巴结没有转移,类型非常好,雌激素孕激素受体阳性,内分泌治疗有效,Her-2阴性,靶向治疗不需要。保乳的,放疗需要做一下……

要化疗还是不要化疗?

恰恰处于可"化"可不"化"的状态。你自己啥心态?

我不想化疗,但也怕复发转移啊!

这样说吧,疾病早期且类型比较好,化疗未必有很大的收益。做做21基因或者70基因检测吧。至少能参考一下。

基因检测,又是啥意思?

基因检测,是综合评估一下究竟算高危复发风险,还是低危复发风险。如果高危,不犹豫,就化疗;如果低危,就不做吧。

高危是不是就会复发,低危是不是就不会复发?

那倒是不绝对。按照你的分期和分型来看，正规治疗的群体五年生存率超过了 93%，也就是仅仅有 7% 的人过不了 5 年，意味着出现复发转移的比例不高。基因检测是在这个群体中找出那些相对危险的个体，给予化疗。

好像比较乐观哦？

低危的群体，并非绝对的安全，只是说化疗的收益不大。比如，低危的群体，即便不化疗，只用内分泌治疗，五年生存率达到 94%。这是我拍脑袋说的数字，不精准，但差不多；如果内分泌治疗再加上化疗，预期五年生存率达到 95%（化疗的收益是 1%），但是，化疗带来的副作用，或许反而对病人不利，尤其是年老的，或者伴随心肺肝肾功能障碍的。明白吗？

大致了解。

总体而言，你的情况是预后相对乐观。需要理解的是，医疗没有百分之百。即便基因检测结果是低危，不必化疗，也不是绝对安全，只是说加化疗与不加化疗相比，收益不大。

　　可 "化" 可不 "化" 的情况，其实看病人心态，需要病人对于疾病有正确的认识。某次，有位病人来询问 "原位癌" 做多少次化疗合适，我倒是不敢回答。因为纯粹的 "原位癌" 是不需要化疗的，但是经常有家属和医生商量好，以 "早早期癌" 来 "安慰" 病人。没有病人家属在场，又不是我科室自己手术的病人，我倒是无法判断究竟是同行的失误，还是 "善意的谎言"。

穿刺过了，为什么还要手术？

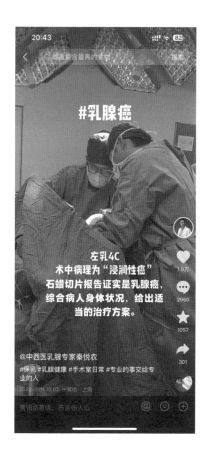

这个病人外院的穿刺报告说不是癌，但我还是建议她手术。因为根据手检以及彩超检查，我觉得是"不好"的，或许是没有"穿"到位。穿刺就像海关抽检，取部分样品，看看有没有问题。手术，则可以先定性质，如果是"好"的，局麻手术也很安全；如果是"不好"的，至少拿到了证据，然后再给出合适的建议。

手 术 中

如果有疼痛告诉我，身体不要动。局麻的，你会有感觉，需要配合我。

 好的。

你发现肿块多久了？

 我是因为乳房疼痛，在浦东的××医院检查，查出来乳房的肿块，但是我有哮喘病史的，××医院说他们技术力量不够，推荐我到（浦西）ΥΥ医院的。

噢，ΥΥ医院的确综合实力很强的。

 强啥？住院五天，所有的检查都做了一遍，花了很多钱，最后告诉我，不能手术，不能麻醉，麻醉了醒不过来会变"植物人"的，所以就让我出院了。

那你是怎么会来我们医院的？

 ΥΥ医院的医生说，手术不能做，反正穿刺也不是癌，就介绍我来吃中药了。后来你们门诊医生介绍的你。

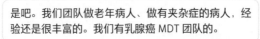 是吧。我们团队做老年病人、做有夹杂症的病人，经验还是很丰富的。我们有乳腺癌MDT团队的。

其实我本来也不太相信，我想西医院不肯手术，中医院还能做啥手术？后来我去查你的资料（作者注：估计还是"度娘"吧），中西结合，一手拿刀，一手草药，感觉我太幸运了。

我本来就是一名外科医生呀。

是呀是呀，所以我说太幸运了。

好，手术做好了，切下来的肿块要不要看一下？我们要去送病理了。

啊，这么大，这么吓人！

局麻手术，肿块不算小，本来就不是简单的事情啊。你疼不疼？

基本不疼。

好的，回病房吧，耐心等待报告。

噢，我还要等"宣判"是吧？万一是不好的怎么办？

乳腺癌的治疗是综合治疗，而你的情况是有哮喘史，需要综合考虑的。

观察不放心，但我不做手术，不做穿刺

>>>

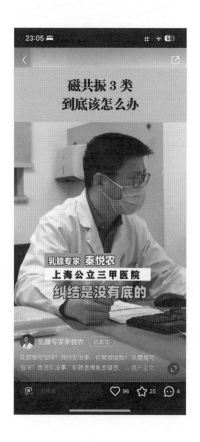

这个病人反复问："片块状增厚"到底要紧吗？我已经回答过 N 多次了。你说手术，她说不想；你说观察，她说担心；你说穿刺，她问不做行不行？

"纠"和"结"，汉字偏旁都是"纟"。纠：绳三合也，引申为缠绕、集合；结：在条状物上打疙瘩。纠结，心中有疙瘩缠绕，钻牛角尖，没事找事，病怎么会好呢？

我心里不放心。毕竟另一侧有过（乳腺癌）病史。

该分析的，我都分析过了……

总归有些担心、害怕的……

纠结是乳腺疾病的"根源"。

我得过乳腺癌，是会比较"纠结"吧。

非也非也，纠结是"因"，疾病是"果"。

……

手检有一片增厚区域，能触摸到质韧；彩超提示腺体增厚，血供较丰富；钼靶未发现特别；磁共振3类，至少没有看到特别危险的描述（注：对侧切除了，无法对照）。观察中也没有特别进展，可以继续观察啊。

对侧曾经手术，心里紧张的呀。

好，你在我这里也不是第一次看，也不是第一次问，如果一直是回到原来的"心结"之处，我们怎么解呢？你总要放下包袱，继续前行吧？

纠结二：方案好吗

51

不想再手术，也担心有问题被耽误。

我也给过建议呀。你可以做一个超声定位穿刺，既可以拿到病理结果，外观上又不会影响。如果有问题，早诊断早治疗；如果没有问题，放下心结，好好生活。

穿刺啊，我不做行不行？

所以，回到原点，全是白聊。然而，宝贵的门诊时间浪费了呀！

纠结？破结！听秦大夫『乳』此『话疗』

选择障碍症，到底还生不生小孩？

秦医生，我内分泌治疗需要几年？

4月28日 21:00

内分泌治疗 5 年是基础。对于淋巴结有转移的病人，需要增加。你淋巴结没有转移，一般 5 年吧。

4月28日 21:02

你的病人中，有没有治好后生育的？

4月28日 21:05

肯定有的，生二胎的有，生双胞胎的（非试管）都有。

4月28日 21:06

我能不能再生育？

4月28日 21:07

可以的呀。

4月28日 21:10

那治疗怎么办呢？

4月28日 21:15

有些病人选择完成后再生育，有些病人选择提前结束内分泌治疗，当然存在一定的风险。

4月28日 21:20

那她们年纪轻，我等治疗完成年纪大了，来不及了哦？

4月28日 21:22

最近有一位病人找我，一枚淋巴结转移的，今年已经是术后 7 年多了。在术后 4 年的时候，她停止了内分泌治疗，找我评估＋中药调理，然后正常怀孕生育。生育以后没有喂奶，重新内分泌治疗。现在大娃 2 岁多了，她决定再次终止内分泌治疗，又来找我评估＋中医调理，打算生二娃了。

4月28日 21:23

但是我也担心复发。

4月28日 21:25

你算早期的。主要看自己的想法，你身体状况还算可以的。

4月28日 21:26

犹豫不决……

4月28日 21:30

我的病人中，也有直接放弃生育的。都是自己的选择，看你更在乎什么。

4月28日 21:31

再想想吧，毕竟我已经有娃了。

秦大夫

4月28日 21:35

利弊都告诉你了，最终是你决定。高危病人如果治疗不规范，急于怀孕生育，肯定是存在更大的风险。低危病人治疗时间太久，年龄上去了，生育困难同样更大。

4月28日 21:36

选择障碍症，选择障碍症，选择障碍症……我该怎么办？

4月28日 21:37

生不生小孩，去和你老公商量呀！

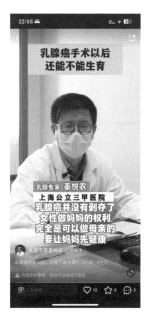

其实能有选择，说明并不算太差，最怕的是你连选择的余地也没有，唯一留下的那条道，万一却是最坏的那一条呢？

9

她用的药好，还打针，
我为什么不能换成那方案？

>>>

最近复查血脂偏高，你需要自己注意一下了。你吃的药物——三苯氧胺，也会有血脂代谢异常副作用的，所以要记住"管住嘴，迈开腿"。

我能不能换药吃，我看和我一起手术的××病人，她吃的药是瑞什么得。是不是比我的药物好一些？

瑞宁得（阿那曲唑片）是绝经以后女性服用的药物，你没有绝经，不能服用瑞宁得的。

我绝经了呀，从化疗后到现在一直没有来过。

你不是绝经，只是化疗药物将你的卵巢功能压制了。目前卵巢分泌的雌激素不多，没有恢复月经，但是，仍然不能说一定是"绝经"了。对于绝经的诊断，需要符合一些指标的。

哦。那就是我还不能换药？可是，好像那个×××比我还要年轻，她怎么也吃瑞宁得呢？

×××虽然是吃瑞宁得，她还打了诺雷得（醋酸戈舍瑞林缓释植入剂）啊。诺雷得是人工去势的药物，相当于断经。

那我需要打针吗？是不是打针疗效更好一些？

如果是具有高危复发因素，如果需要内分泌治疗，可以考虑人工去势的药物加上口服瑞宁得的。

那我算不算高危复发风险？

我说下高危因素，你自己算。一是小于 35 岁的年轻女性；二是腋下淋巴结转移超过 4 枚的；三是 *Her-2* 高表达，就是我们讲的需要靶向治疗的病人。还有 ki67 高。

那我都不算。

是的，所以给你的药物是他莫昔芬。除非你服用他莫昔芬后出现明显的副作用无法承受，才会更改方案。

那我可不可以也打针？

当然是可以的。但是，疗效上没有太大的差异。

绝经的标准

1. 年龄 ≥ 60 岁；

2. 自然状态下停经 ≥ 12 月；

3. 手术切除了双侧卵巢；

4. 药物去势（卵巢抑制剂）；

5. 间隔 3 个月，两次化验血指标，性激素报告均提示雌激素（E2）下降，卵泡刺激素（FSH）升高，达到绝经状态。

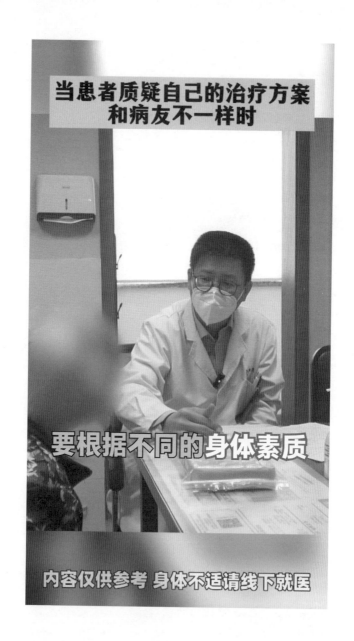

当患者质疑自己的治疗方案
和病友不一样时

要根据不同的身体素质

内容仅供参考 身体不适请线下就医

国人喜欢对照周围病人的药物，唯恐自己吃亏了。但是，医疗要走向"精准"，还是需要更多的"个体化"治疗方案。

10

我千里迢迢冲着"三阴方"来的，
为什么不给我开？

>>>

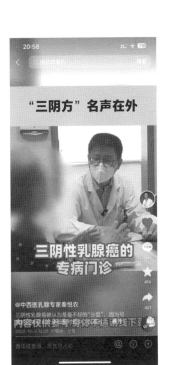

　　这个病人是三阴性乳腺癌，术前新辅助治疗有效，但没有达到 PCR（病理完全缓解），还有肿瘤残留，所以她的主治大夫建议继续口服化疗。另外，她还需要放疗，毕竟原来病灶很大，并且这次腋下淋巴结也是阳性。

　　三阴性乳腺癌是指雌激素受体（ER）、孕激素受体（PR）和人表皮生长因子受体（Her-2）均阴性的一种特殊类型乳腺癌。因缺乏内分泌及抗 Her-2 治疗的靶点，目前后续尚无针对性的标准治疗方案。

纠结二：方案好吗

59

我想再开些中药。

好的。我帮你开一个方子。

 你是开"三阴方"吗？就是那个你们医院专门针对三阴性乳腺癌的方子。

你已经完成了新辅助化疗，接下来还需要放疗和口服化疗，这阶段"正气"损伤很多了，中药以"扶正"为主。"三阴方"先缓一下。

 我千里迢迢，就是冲着你们"三阴方"来的。

我知道你千里迢迢来，那你也应该知道我一直在看诊"三阴性"病人吧。

 是的呀，都说你们"三阴方"有名气。

我们"三阴方"的确治疗了很多的三阴性乳腺癌病人，但还是需要分阶段应用的。假如所有的三阴性乳腺癌病人，不分年龄、不分（疾病）阶段、不分季节都服用"三阴方"，那我们早就做出"成药"方便病人了。

 你们不是还有三阴实验组吗？

对呀，如果你现在参加三阴实验组的筛选，也是不符合入组条件的。实验组只能纳入符合我们设定标准的病人，得出的结论也是"符合入组标准"病人的数据……

我是三阴性乳腺癌，为什么不符合入组，为什么不能用"三阴方"……

中医治疗更加讲究个体化，中医的优势叫辨证论治，有医生帮你"一对一"处方用药，更加"对症下药"，不是更加合理吗？

每家中医院都有些自己的经验，都制定了一些"协定方"，比如有些兄弟医院有协定方1号、2号、3号、4号、5号、6号……不同的协定方针对不同证型的病人，是为了更快速地诊疗。其实，中医的精髓是辨证论治，更重视"个体化"处方，病人执着于某个方就有些不可理喻了。

11

我是她家属，我签字行不行？

术前谈话

术前穿刺已经明确是"乳腺癌"，明天手术，你有什么想法？保不保乳房？

到什么程度了，早期还是晚期？

这个需要手术之后才知道的，需要根据肿块大小、淋巴结转移个数等来判断，只能说目前看上去淋巴结不大，应该不算晚，但具体还是要看最终的病理诊断。

那么，我想能保留乳房我总归……

不要保留了，切掉切掉。

你们可以商量，我需要病人的签字。

商量啥，切掉安全，一劳永逸。

切除你夫人的乳房，你至少应该听听她的意见吧？

她不懂的，切掉，外观没关系，疗效最重要。

秦医生，切除（乳房）以后就没事了，对不对？

对于"合适的"乳腺癌，切除手术对照保乳手术＋放疗，疗效是相当的。

那我算"合适的"吗？

如果不是"合适的"，我就不让你选择了，我会告诉你为什么不能保留（乳房），毕竟，生命是最为可贵的。给你选择就是可以保，但需要结合主观愿望。

我看还是切除算了，留着都是"隐患"。

你们商量一下吧。明天手术之前需要确定，切除了是无法再"装上去"的。

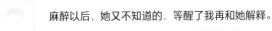
病人回病房以后，家属折返过来找我

明天手术，你把她（乳房）切切掉么好了。

这怎么行？

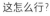
麻醉以后，她又不知道的，等醒了我再和她解释。

二十多年前，某三甲大医院发生了这样的事情：在家属的签字下，手术医生切除了乳腺癌病人的乳房，等病人苏醒后，一场官司……

我签字呀！我不能负责？

当年也是家属签字的。病人问：我的乳房为什么不是自己做主？医院必输无疑的官司。

真的？

所以，后来的医院签字文本是针对有民事行为能力的成年人，要么自己签字，要么签署委托书。

　　上述的医患对话并非个案，越是乡村，越是男女不平等的区域，越是常见。越是发达城市，越是知识女性，越是有着自己做主的想法和能力。而按照规范（法律、法规、规章制度）行事，则是文明的体现。

我可不可以不管指标，先用药再说？

病 房

我的病理报告还有一个什么指标不明确，需要再做检查？

是的。C-erb-B2 指标 ++，也叫 Her-2，算可疑阳性，建议再做 FISH 检测。

这是什么意思？

这个指标正规解释起来复杂，简单来讲，FISH 检测是看你有没有 Her-2 基因的缺陷，如果有，可以用基因靶向治疗。

阳性好还是阴性好？

阳性说明有缺陷，当然是复发危险程度更高。好在目前已经有了针对性的药物比如赫赛汀（注射用曲妥珠单抗），这是目前最常用的抗 Her-2 阳性的药物。

那我可不可以不管指标，先用药再说？

如果阴性，就是药物不匹配，用药没有收益，而药物的副作用却存在的，得不偿失啊。

噢。那如果阳性，用了药就没事了吧？

 抗 *Her-2* 的药物问世以来，提高了乳腺癌人群的治疗有效率，但并非百分之百的治愈，也有些病人可能无效。药物的有效率虽然不是百分之百，但是多了一种治疗手段。应该说，针对免疫组化法 *Her-2*（+++）或者 FISH 阳性的乳腺癌病人，抗 *Her-2* 治疗是需要的，有效的。其他的，只能说医学还在进步发展之中吧。

 好吧，我就等再检查的结果吧。

　　现代医学发展至今，越来越重视"精准医疗"，是指该用的药就用，不该用的药就不用，这完全依赖于检测指标。现阶段，能检测更多的基因指标，所谓基因靶点，就是为了应用更为匹配的药物，获得更合理的治疗，减少药物副作用，也减轻病人经济负担。抗 *Her-2* 的靶向药物可以说是最为成功的，目前更多的靶向药物问世，将这一类最为严重的乳腺癌的生存率明显提升了。

免疫组化法结果分为四类，一般将"–"和"+"视为阴性；将"+++"视为阳性，将"++"视为可疑阳性，可疑的要再做 FISH 检测，如果阳性的，需要靶向治疗，如果阴性，就不需要靶向治疗。总体而言，所有的乳腺癌人群中，有 20% ～ 25% 的是 *Her-2* 阳性。

我只要求肿块切掉，永不复发不留疤 >>>

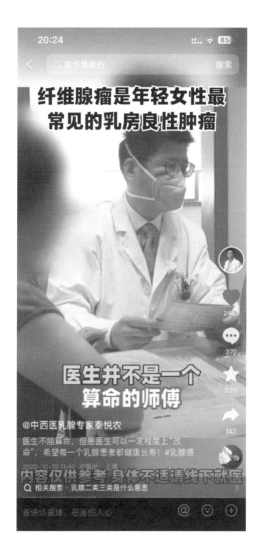

很多病人不仅要求我"算命"，还要我保证这样那样……有时候被逼无奈，只好请出"师傅"。

共 21 条评论 ✕

 乳腺专家秦悦农 ♡

你肿块不算大，可以观察，也可以手术。
05-12 上海

 病人 ♡

要吃药吗？ 05-12 南京

 乳腺专家秦悦农 ♡

成形的纤维腺瘤靠药物无法消除的。05-12 上海

 病人 ♡

中药也不行吗？ 05-12 南京

 乳腺专家秦悦农 ♡

中药也不行。如果药物可以治疗纤维腺瘤，
那么多病人何必接受手术呢？ 05-12 上海

 病人 ♡

那我会不会转变成"不好"的？ 05-12 南京

 乳腺专家秦悦农 ♡

一般不会。百分之百的话不敢说，但转变的概率
很小。如果心理负担真的很重，就手术好了。得
到病理诊断，"买"个放心。05-12 上海

 病人 ♡

那手术会不会留疤？ 05-12 南京

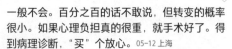有话要说，快来评论

纠结？破结！听秦大夫『乳』此『话疗』

68

肯定会有瘢痕的。有些病人恢复得好，可能痕迹淡些。05-12 上海

网上有人说你做的手术是看不出疤的。
05-12 南京

不是每个人都看不出，皮肤质地不同、切口部位不同，愈合结果差别很大的……最好的情况的确几乎看不出伤口，最差的瘢痕体质，伤口会很明显。05-12 上海

我不想留疤……05-12 南京

我只能尽力而为，但最终结果不是我能掌控的。05-12 上海

那我能不能不做手术？ 05-12 南京

前面已经说了，可以观察。再不放心，可以穿刺活检，或者麦默通活检（微创手术），取得病理诊断明确性质就是了。05-12 上海

共 21 条评论   ✕

 病人   ♡

那穿刺，听说，万一是"不好的"穿了会更
不好的。05-12 南京

乳腺专家秦悦农   ♡

以讹传讹罢了，统计的结果显示穿刺没有问
题的。乱讲就没有意思了。05-12 上海

病人   ♡

可是，网上说微创手术会有残留？05-12 南京

乳腺专家秦悦农   ♡

是的，微创是以活检为主要目的的。有可能
残留。究竟怎么做，取决于你的心态。怕
做手术放着也行，怕转变、天天提心吊胆，
干脆切除也行……05-12 上海

病人   ♡

其实，我的要求不高，我只要求——肿块切
掉，永不复发，没有疤！05-12 南京

乳腺专家秦悦农   ♡

此去向西 200 公里到杭州，有一庙叫灵隐寺，
如果你有缘碰到一位叫济公的活佛，应该不
难的。05-12 上海

有话要说，快来评论   @

14 我和她毛病差不多，
为什么西药一样，中药不一样？

昨天 05:27

秦医生，我和病友 × × × 对比过中药了，为什么很多药不一样？

昨天 21:59

你是问中药不一样？

07.07 08:36

是的，我俩都是乳腺癌，年龄差不多，病情也差不多，都是化疗＋靶向，化疗都是用了红药水＋白药水，三红三白，内分泌药都不能吃。为什么中药不一样？

07.07 20:30

这很正常啊。西医治疗看指标，指标一致，用的药物一致，比如化疗方案，比如 *Her-2* 阳性才能用赫赛汀，激素受体阳性才能用内分泌治疗药物。

收起 ＞　　　　　　　　　ㄥ 52 岁　　查看问诊记录 ＞

07.07 20:36

病人

就是啊。

07.07 21:05

秦悦农 主任医师

但是，中医就不一样了，中医不看指标，我们主要观察的是身体，根据舌象脉象来判断一个人的身体状况，然后遣方用药。比如身体有冷热虚实，用的药物当然不一样喽。

07.07 21:14

病人

我本来还想偷偷懒，如果一样的么，下次可以互相帮忙配药。

07.07 21:32

秦悦农 主任医师

这不行的。即便是同一个人，在西医治疗的不同阶段，用药也是不一样的。好在你们化疗和靶向治疗都结束了。

07.07 21:40

病人

那我不来医院，就抄抄方可以吧？

问诊中　　　　　　　　　剩余 1 次医生回复机会

常用语　　上传资料　　隐私电话　　发起视频　　赠

纠结？破结！听秦大夫「乳」此「话疗」

72

07.07 21:57

如果服药没有不适，平时抄抄方当然是可以的，但是在季节变化的时候，我还是建议需要来调整处方的。

07.07 22:02

那也是蛮麻烦的。

07.07 22:16

春夏秋冬四季变化时来，这是最低限度了，如果这也做不到，还不如服用中成药算了。

07.07 22:26

好吧，我一定按时来。

　　中医治疗的特色是千人千方，如果不是服用中成药，"个体化"治疗是中医药调理的优势所在。

纠结三：

到什么地步了

早期？

复发？

转移？

晚期？
复发？
早期？
转移？

复发？

复发？

复发？

复发？

晚期？

复发？

复发？

晚期？

转移？

复发？

1

手术时为啥不帮我把淋巴结都切干净？

>>>

医生，我来复查，吓死了！腋下有淋巴结，是不是复发了？

你的报告显示淋巴结有"淋巴门"，一般没事。

淋巴门什么意思？

淋巴门是淋巴结的正常结构，如果说彩超没有看到淋巴门，就要当心了，说明正常结构有可能被破坏了。

医生，手术时为什么不帮我把淋巴结切切干净，现在吓也吓死了！

你是早期乳腺癌，医生做了前哨淋巴结活检，没有发现淋巴结转移，就不再清扫淋巴结了。

我想想其实当时扫扫干净算了，免得现在提心吊胆。

机体没有淋巴结是不行的。淋巴结犹如"警察"，一般人看到警察怕不怕？

纠结？破结！听秦大夫「乳」此「话疗」

坏人会害怕。

对了，坏人会害怕。你得过病了，相当于做过"贼"了，就会害怕。

还有这样解释的？

正常人都有淋巴结，犹如社会上需要警察。警察平时巡逻，有时可见有时不可见。一旦大批警察聚集在一起，说明什么？

肯定出问题了吧？

对了，大量淋巴结堆积在一起，犹如大批警察聚集，说明这个区域出问题了。医生是顺藤摸瓜再来寻找哪里出问题了。

原来如此。

如果某个区域出了问题却没有警察，会怎样？比如发生交通事故。

就乱套了呗。

所以，明白了吧。以后不用看到淋巴结就紧张担心害怕。随着设备越来越进步，能看到的淋巴结越来越多，一定要进一步分析，比如淋巴结数量多不多，有没有淋巴门等。最好是找专业的医生判断。

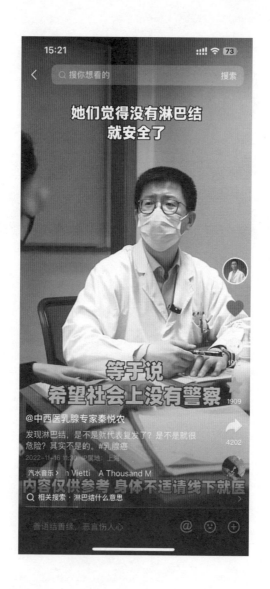

　　乳腺癌的手术经历了从小到大，又从大到小的过程。目前是精准医疗的时代，更需要避免误伤、避免过度创伤。所以，不切除整个乳房（保乳）、做前哨淋巴结活检而不清扫腋下淋巴结（保腋窝）的手术方式成了趋势。

2

腋下肿了一大块，是不是淋巴结转移了？

>>>

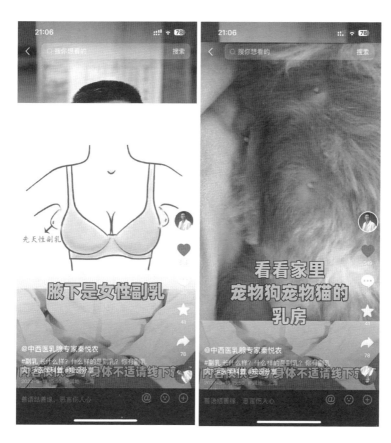

不管是门诊还是网络平台，把副乳当淋巴结转移的女性为数都不少。

秦医生，我腋下肿了一大块，是不是淋巴结转移了？

 体检是软软的片状增厚区，里面没有触摸到明显的肿块。这不是淋巴结，是副乳腺，也就是常说的副乳。这是先天性的发育异常。严格说来，算一种"返祖"现象。

 返祖？听不懂。

 哺乳动物都有两排乳房，家里养宠物吗？去看看。

 我家小狗是公的。

 好吧。人类胚胎时期同样有多对乳房始基，在出生前，除了保留胸前一对外，其余的都退化了。如果恰巧没有退化，就形成了多对乳房，称为"副乳"。

 那要不要紧？会不会癌变？

 这是先天性的发育异常，要紧，也不要紧。刚刚说过了，副乳是先天性的发育异常，多出来一对"小乳房"。凡是乳房上能得的病，副乳上同样可以得。所以，纤维腺瘤、导管内乳头状瘤、乳腺癌、浆细胞性乳腺炎等，在副乳腺上都可能发生。

 那要不要吃药？

吃药是无法消除副乳的。刚刚说过，这是先天性的发育异常。

那要不要手术切除？

我个人对副乳腺的手术不是很积极。对你，建议观察。第一，你本身副乳腺不算大；第二，目前没有发现任何副乳腺上长出来的肿块。可以诱发乳腺疾病的因素，对副乳腺同样有作用，所以要注意生活作息、情绪、饮食、运动等。其他需要注意的是，在妊娠期、哺乳期、更年期，都是副乳腺容易长大的时候，人长胖了，体重增加了，这时候副乳腺最容易增大。

那什么时候一定要手术了呢？

刚刚说过，乳房的任何疾病副乳腺都可以得。如果副乳腺里长了肿块，那么，如果做手术切除肿块，可以索性将副乳腺一并切除。再者，如果副乳腺体积明显增大，影响到外观或穿衣服的时候，也可以做手术切除了。

手术是不是小手术？

应该算小手术，浅表的，小范围的。但是副乳腺恰好在腋下部位最为常见，此处大汗腺较多，又是手臂活动较多的区域，所以愈合后的切口外观上有可能不会很漂亮。这是和其他乳腺疾病不一样的。

女性中有副乳的并不少见，但不必过度担心。副乳是先天性的发育异常，治疗上来说，除了手术别无他法。我对于副乳腺手术并不积极。

又是淋巴结又是淋巴门！
怎么会没有问题？

>>>

医生，我 B 超刚刚做好了。好像不太好。乳房是没啥，但是腋下有淋巴结了，是不是已经转移了？

乳腺增生，小结节没有长大，BI-RADS 3 类，没有问题啊。右腋下淋巴结 10 毫米 ×5 毫米，见淋巴门，血供不丰富，也没有问题。

医生，你仔细看看啊！

很仔细啊，就这么几行字。B 超医生告诉你很严重？

B 超医生也说没事，叫我定期复查。

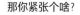
那你紧张个啥？

"腋下淋巴结"，不是很严重吗？不是只有乳腺癌转移了，才有淋巴结的吗？

哪个医生告诉你的？现在的超声设备发展了，清晰度更高了，经常会看到正常的结构。你看报告，医生的结论是"腋下淋巴结可见"，就是告诉你，设备可以检查出来，这是陈述性的结论，并没有说不好啊！

那这样写了我就害怕呀！

我们面对面交谈你觉得没事，如果戴上显微镜，你一看桌子上全是细菌怕不怕？你回家喝水前，取一点水放在显微镜下看一看，也全是细菌，怕不怕？

那我上次检查怎么没有？

平时体检一般摸不到淋巴结，但是现在超声设备可以发现比较小的、手检摸不到的淋巴结。如果劳累了、炎症了、得肿瘤了，区域淋巴结都可以出现肿大的。一般而言，良性的、炎症性的淋巴结会随着疾病好转缩小。有时候也有不缩小的，很多人颌下淋巴结一直可以摸到的。但是恶性肿瘤转移性的淋巴结一般不会自己缩小。所以，定期复查很重要。

那淋巴门是什么意思？

淋巴门是淋巴结该有的正常结构。有淋巴门，一般没问题。没有淋巴门，倒是需要重视。

反正医生写了"淋巴结"，我就害怕了。

呵呵，那以后复查 B 超不要来大医院，专门找一些老型号的、清晰度不高的设备，让它写不出小淋巴结，免得你瞎紧张。

那，那不行的……

腋下淋巴结困扰着很多人，其实就是设备发展了，可以看到的组织结构更多了，新生事物造成的不必要的恐慌。

4

BI-RADS 3 类！我的病已经第三期了？

>>>

我因乳房疼痛去检查，彩超报告讲我已经第三期了。这肯定是癌症中晚期了呀！医生你一定要救救我！

BI-RADS 3 类，是指这个吗？这是写着"第三期"吗？报告白纸黑字明明是"3 类"呀？

……到底什么意思？

BI-RADS，是关于乳房的影像学报告。有些报告写"类"，有些报告写"级"，都一样的，这不是乳腺癌分期。简单点说吧，1 类正常；2 类基本正常；3 类有些小问题，但是 98% 是良性的，可以观察；4 类建议手术；4 类的 a、b、c 型，还是让医生去判断吧；5 类基本就是乳腺癌了。

这样啊，我是 3 类，就是可以观察喽？

影像学检查报告单下面的一句话看到吗？

哪句话？

这句——"本报告仅供临床医生参考"。要知道，影像学检查有局限性，并非百分百准确，并且，打报告是一个人为的行为。同样的影像（图像），可能不同的医生给出的级别不一样，这有方方面面的因素。

还有影像一样，级别不一样的？

是的。就像同样一个小孩子，语文老师觉得是调皮捣蛋的，体育老师可能觉得团结协作的。每个人的观点未必相同。

那我们病人怎么办？多找几个医生做检查吗？

不是多做几个。而是拿给临床医生看，你信任的医生，听他的。

但是报告单……

报告单有时候低估有时候高估（病情），但是临床医生需要有自己的判断。有时候3类的病人我建议手术，有时候4a类的我还建议观察一下。记住，报告结合医生的临床经验很重要。

　　针对同样的病人，不同的医生有时候会给出不同的诊断结论，这其实很常见，这才是医疗的难点。所以，如果是彩超，我有时候会推荐自己信任的医生再做一次；如果是钼靶或者磁共振，我会建议病人带片子来让我重新判断一下，而不只是带一张纸质版的报告让我说怎么办。

5

我有"橘皮征"，晚期了是不是？

我乳头乳晕有"橘皮征"，网上讲是晚期乳腺癌。

我手检下来双乳没有发现明显异常……去做个彩超吧。

完成彩超，返回诊室

医生，这是检查报告。

双乳腺增生症。没事儿，定期检查。

不是"橘皮征"？

当然不是啊。

那是不是"酒窝征"？

不是的。

那我乳晕区像橘皮一样凹凹凸凸是怎么回事？

皮肤局部受寒，立毛肌收缩。

 ……

"橘皮征"是指乳腺癌侵犯到乳房皮下淋巴管，皮下淋巴管被癌细胞阻塞后引起皮肤肿胀，形成的像"橘子皮"的现象。

"酒窝征"是指乳腺癌侵犯到乳房的 Coopers 韧带（乳腺悬韧带），病灶部位的皮肤出现了凹陷区，这些凹陷被称为"酒窝征"。

群众健康意识增强以后，普查率大大提高，真正的"橘皮征"和"酒窝征"越来越少了。

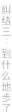

纠结三：到什么地步了

6

8 年了还会复发？是当时没切干净吗？

>>>

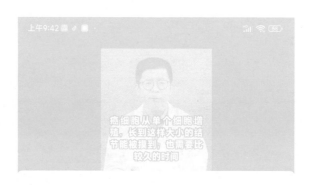

21 条评论

病人

我乳腺癌术后 8 年了，最近发现一个结节。医生说要活检，排除复发。我已经 8 年了，还会复发？不是说 5 年后就安全了吗？

2 天前 · 上海　回复　　　　　♡ 20　♡

乳腺专家秦悦农

5 年后乳腺癌复发的概率下降，但不是说绝对安全。10 年甚至 20 年再发的病人，临床上也是可以遇见的。

2 天前 · 上海　回复　　　　　　　♡　♡

病人

我化疗也做了，赫赛汀也用了一年了。为什么没有治愈？

2 天前 · 上海　回复　　　　　　　♡　♡

乳腺专家秦悦农

肿瘤的确是复杂的。所以医生统计的是概率，比如五年生存率、无病生存率、治愈率等。

2 天前 · 上海　回复　　　　　　　♡　♡

我在 ×× 草药店也服用了中药，为什么也没有预防转移？

2 天前·上海 回复

只能说，非常遗憾。目前为止，的确没有确切的杜绝复发转移的方法。所有的治疗，无论祛邪还是扶正，都是为了减少复发转移，但不能保证绝对不复发。

2 天前·上海 回复

我一直正规检查的，以前从来没有的。会不会是上星期去三亚玩，吃了海鲜引起的？我原来一直不吃海鲜的。

2 天前·上海 回复

对乳腺癌病人，本院中医的观点基本上是不忌海鲜的。再说，上星期去玩，这星期就出现结节，也不会这么快呀。

2 天前·上海 回复

那到底是什么原因？

2 天前·上海 回复

疾病的发生原因有很多限于目前的医学发展，讲不清楚的，讲大道理无非是身体抵抗力不够，癌细胞活动了、增殖了。与其纠结这问题，还不如正视现状，看看接下来怎么处理吧。

2 天前·上海 回复

21 条评论

病人

那就是当时医生没有切干净……

2 天前 · 上海　回复

乳腺专家秦悦农

如果当时切缘阳性，肿瘤残留，是不会让你太太平平过了 8 年的。但是癌细胞的残留，医生是无法看清的，也没有设备可以检测的。

2 天前 · 上海　回复

病人

反正我觉得……

2 天前 · 上海　回复

乳腺专家秦悦农

反正你觉得，必须有一个结论，必须有一个"认罪"的？那么你第一次的原发乳腺癌究竟是什么原因造成的呢？

2 天前 · 上海　回复

太多的病人很轻易就得出了结论，就解释了"因果"，真的很令人担忧。于是，××病是吃了ＹＹ东西引起的，ＡＡ复发是因为ＢＢ医生技术问题……行医这么多年，我很害怕病人及家属"大胆假设"之后，从不"小心求证"，而是直接转化为"结论"。

7

妈妈乳腺癌转移，出现腹水了

昨天 02:38

秦医生，我妈妈是乳腺癌，已经 7 年了。现在转移了，想请你看看。

08.08 21:59

每年都做复查吗？这次怎么发现的？

08.08 22:00

每年都做复查的，一直都很好的。这次先是胃口不好，觉得肚子胀，做 CT 检查发现大量腹水，医生说估计是乳腺癌转移了。CT 和 B 超都做过了，血也化验过了。报告我都上传了，请你看一下。

08.08 22:10

CT 上只看到大量的腹水，肝脏没有发现明显异常。CA125 比 CA153 更高，不一定是乳腺癌转移的吧。

08.08 22:15

病人家属

那个医生说，考虑乳腺癌远处转移了。
建议再做化疗。

08.08 22:30

秦悦农 主任医师

一个贼做过坏事，以后所有的坏事都
是他做的？

08.08 22:32

病人家属

你啥意思，我不懂。

08.08 22:35

秦悦农 主任医师

我是说，腹水不一定是乳腺癌引起的。

08.08 22:48

病人家属

那是哪里来的？

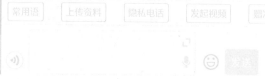

问诊中　　　　　　　　　　剩余 1 次医生回复机会

常用语　　上传资料　　隐私电话　　发起视频

如果是乳腺癌转移出现的腹水，应该
先是肝脏转移，然后出现腹水，但是
CT 片上没有显示肝脏有问题。并且，
CA125 明显增高，远远高于 CA153 指
标，CA153 偏向于乳腺癌，而 CA125
更偏向于妇科肿瘤尤其是卵巢癌。所
以，我建议妇科会诊，检查一下，完
全有可能是妇科肿瘤。

08.08 22:45

不是乳腺癌转移？

08.08 22:48

乳腺得过癌了，但是其他部位也可能
再得癌的。比如，乳腺癌和肺癌，乳
腺癌和甲状腺癌，都不算少见的。

08.08 22:50

那么，化疗什么时候做？

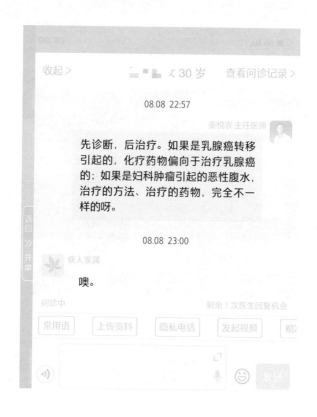

　　这个病人在医院完善所有的检查后，最终妇科诊断为卵巢癌，后续给予腹腔灌洗化疗、卵巢癌手术、静脉化疗等。

　　原发性肿瘤与继发性（转移性）肿瘤的治疗方法完全不一样，所以，明确诊断非常重要。一定不能让首诊的恶性肿瘤蒙蔽了眼睛。

囊肿治好了，为什么还会复发？ >>>

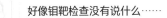

你这肿块明显的，体检直径有五厘米多了。结合报告，应该是囊肿。虽然相对安全的，但最近在长大，可以做个穿刺，找找有什么细胞。

好像钼靶检查没有说什么……

针对囊肿，彩超是最为敏感的检查，钼靶主要是看钙化灶，不一定能分辨是啥的。

听说穿刺后会再发？

穿刺是诊断，并非治疗。主要是因为你最近长大比较快，穿刺取得细胞学诊断可以放心。囊肿一般是良性的，在 40 ～ 49 岁年龄段最为多见，绝经以后慢慢会自行缩小。如果只是单纯性的囊肿，囊内没有瘤的，很安全的。

那能不能手术？

不是能不能的问题，是我觉得囊肿手术不是很值得。

但是放着不管我不放心。听说有种微创手术现在很流行？

微创是通过特殊的器械穿刺做的，所以，如果穿刺针一进入囊肿，结果会怎样？

会怎样？

囊肿是水疱，穿刺以后囊肿破了，囊内的水（囊液）被吸出来了，治疗"成功"。但会复发。

囊肿开掉了，为什么还会复发？

没有开掉啊，是抽吸了囊液，但是，囊壁还在啊！囊液吸掉以后，超声无法分辨囊壁，微创设备无法继续切除囊壁。过一段时间，囊壁自己愈合了，又慢慢分泌液体，囊肿就又长出来了。

那你的建议是什么？

刚刚告诉你了，穿刺抽液，取得细胞学诊断。如果没有什么问题，观察随访就可以了。如果有问题，或者你实在不放心，一定要手术，建议传统手术，连囊壁一起切除，这才行。

微创，是在彩超导引下，对实质性肿块的诊断性项目。微创手术后会不会有残留？其实只要想想医生为什么不会用微创来做乳腺癌保乳手术就行了。新一代的微创设备，切得相对干净，对于体积不大的良性肿瘤可以适用，但是仍然无法在恶性肿瘤上应用。

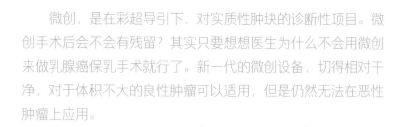

肺上有小结节了，要抓紧复查吧？

前天 08:29

秦医生，我复查发现肺部有 4 毫米小结节。怎么办？

前天 23:19

很小，观察吧。

昨天 08:03

医生说是"磨玻璃"。

07.25 20:31

先看大小，再看是不是"磨玻璃"。

07.25 20:35

上次检查还没有的。

07.25 20:41

秦悦农 主任医师

4 毫米，扫描看不到也很正常。以前常规 CT 扫描是 10 毫米一层，很多遗漏；现在是 5 毫米一层，漏掉的少了，但大家紧张程度增加。假如以后采用 2 毫米一层，每个人都有 "小结节"，大家都恐慌，有意思吗？

07.25 20:45

病人

那怎么办？

07.25 20:50

秦悦农 主任医师

明年再查呀。

07.25 20:52

病人

那会不会不好？1 年是不是太久了，3 个月行不行？

07.25 20:43

秦悦农 主任医师

4 毫米，不会发展很快，一般一年复查够了。你不放心就 6 个月复查。毕竟检查有放射危害，不是越频繁越好。

问诊中　　　　　　　　　　　　剩余 1 次医生回复机会

常用语　　上传资料　　隐私电话　　发起视频　　赠

07.25 20:45

你觉得，接下去会怎么样发展？

07.25 21:07

放松点，绝大多数（小结节）没有问题，如果复查发现长大了，及时处理。

07.25 21:10

现在不能处理？

07.25 21:32

太小了，创伤性的诊断性治疗不值得。因为即便是恶性肿瘤，现在处理和长大到 10 毫米再处理，预后基本一致，都没事。

07.25 21:37

放在身上总是提心吊胆的。

纠结三：到什么地步了

07.25 21:42

秦悦农 主任医师

检查设备发达了，如果没有良好的心态，体检不如不做。

07.25 21:45

病人

那不行，体检还是要做的。不是说早发现早诊断早治疗吗？

07.25 21:48

秦悦农 主任医师

每次喝水前，你会不会用显微镜看看有没有微生物？

07.25 21:55

病人

不看呀。

07.25 21:58

秦悦农 主任医师

饮用水里面微生物很多啊。

07.25 22:03

病人

那我也知道，但没有关系的。

问诊中　　　　　　　　　　剩余 1 次医生回复机会

常用语　　上传资料　　隐私电话　　发起视频　　赠

对啊，任何事情需要一个"度"啊。同样的，设备越来越发达，体检发现的小结节、微小结节会越来越多，必须要正确面对的。

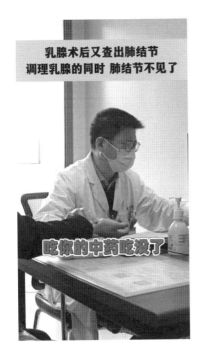

乳腺术后又查出肺结节
调理乳腺的同时 肺结节不见了

吃你的中药吃没了

用医学界的话说，在高精度的彩超、CT、磁共振等设备下，已经没有"正常的人"。所以，正常的定义需要修正一下，并不是仪器设备下的"异常"都需要处理。

瞧，另一个相似的病人，肺结节消失了。希望更多的人像她一样幸运。

纠结三：到什么地步了

纠结四：她们说、网上说

谣言？

误会？
虚惊？
骗局？
谣言？
偏执？

误会？

虚惊？

1

不痛了，我更加害怕了

不必担心，你只是乳腺增生。

不会是癌哦？可是我很痛啊！

不要怕，发现不痛不痒的肿块才要特别注意。

一个月后，病人复诊

情况如何？

不痛了，服药一周后就不痛了……

那很好啊。

但是，我更加害怕了。

为什么？

你上次不是说"(乳房)痛的不要紧，不痛才要担心乳腺癌嘛……"

......

　　传统中医将乳腺疾病归为"情志性疾病"，就是指女性情志上的变化会导致乳腺疾病的发生发展。在门诊上，很多患乳腺疾病的女性，是伴随着常年紧张、抑郁、焦虑情绪的。无论她们乳房疼痛还是不疼痛，无论治疗还是不治疗，都会有很多各种各样的疑问。其实，很多时候这样的病人最需要的是心理疏导，需要的是精神卫生中心的心理医生。然而，中国病人最忌讳被说有"精神病"，所以，很多应该由心理医生完成的"疏导疏导"，就被转到中医这里来"调理调理"。

要做那么多检查！"宰客"吧？

医生，我小孩已经 8 岁了，怎么还会有乳头溢液？

体检见双侧乳头溢液，多孔，淡乳白色，量不算大。一般问题不大，做些检查吧。建议乳房彩超、钼靶检查，化验性激素 6 项、甲状腺功能，还可以做做溢液涂片检查。

要查那么多项目？不能少查点吗？

双侧性的溢液主要考虑内分泌因素，毕竟双乳同时生肿瘤的可能性不大。可影响内分泌的因素太多了。

内分泌因素？我月经周期都规则的，基本一天也不差的。

内分泌因素多了，不单单表现在月经啊。还有，你有没有长期服用安眠药、抗焦虑药物？有没有服用降血压药物？有没有胃病史，服用吗丁啉之类的胃动力药物，或者减少胃酸的药物？有没有诊断过甲状腺功能减低，就是甲减，吃过药？服用以上药物，也有可能引起乳头出水。

好像都没有吧。我身体一直很好的。

纠结？破结！听秦大夫「乳」此「话疗」

可以再检测一下性激素 6 项和甲状腺功能。如果仍然都是正常范围的，有可能就是乳腺导管扩张，不必担心，按乳腺增生看待。

那么溢液涂片是什么检查？

溢液涂片检查就是将乳头的溢液放在显微镜下看看，找找异常的细胞，没么就可以放心了。

乳头溢液可能牵涉到多方面的问题。是全身内分泌问题还是乳腺本身问题？乳腺是炎症、外伤、良性肿瘤还是恶性肿瘤？医生建议做多项检查绝对不是为了"宰客"。

3 都"病变"了，还不是癌？

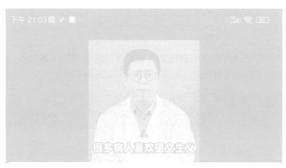

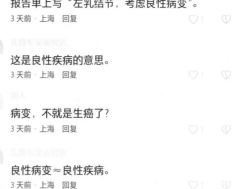

12 条评论

病人
医生，我病变了！
3 天前·上海 回复

乳腺专家秦悦农
哪里病变了？
3 天前·上海 回复

病人
报告单上写"左乳结节，考虑良性病变"。
3 天前·上海 回复

乳腺专家秦悦农
这是良性疾病的意思。
3 天前·上海 回复

病人
病变，不就是生癌了？
3 天前·上海 回复

乳腺专家秦悦农
良性病变≈良性疾病。
3 天前·上海 回复

都"病变"了，还不是癌？

3 天前 · 上海　回复

哪个医生告诉你病变就是癌的？

3 天前 · 上海　回复

我自己猜的。

3 天前 · 上海　回复

自己吓自己，很好玩啊？

3 天前 · 上海　回复

一听到"病变"么，就觉得是不好的……

3 天前 · 上海　回复

语文是体育老师教的。

3 天前 · 上海　回复

　　我一直在坚持科普，有时候发现收效不大，或许是群众的中小学语文基础不够扎实吧。比如"两肺野纹理增多"被断句为"两肺""野纹理增多"，然后问"野纹理"是啥？

4

为什么 B 超做不出肿块，会不会漏诊？ >>>

秦医生，我乳房上长了一个肿块。前几天，我很好的小姐妹 ××，刚刚查出来是乳腺癌，乳房切掉了。我吓死了。我肿块一直有的，月经前更加明显，月经来了会小一些。做过 B 超检查，医生讲没啥。不过是家里附近的小医院，我担心医生经验不足。

我手检下来，双侧乳腺增生都有，没有明显的肿块。

你摸这里，喏，这里这里，这里一个肿块。

这里是有些腺体增厚，肿块只能说似有似无。你月经刚刚结束几天，是最好的检查时间点，再做一个彩超吧。

完成彩超，返回诊室。

报告双侧乳腺增生，也是没有见到明显肿块。

可是我一直摸到的呀！

B 超是以声波反射来鉴别肿块的，做不出说明你摸到的肿块回声和周围组织差不多。可以认为大致上是增生性的团块。

纠结？破结！听秦大夫『乳』此『话疗』

会不会漏诊？我看这里医生都很忙，做一个病人才几分钟。

两家不同的医院，两位不同的医生都作过检查了，他们也没有商量过，都说没有肿块。我刚才体检也没有摸到明显的肿块。你还想怎样？

那我不是因为紧张么。

那我要告诉你，情绪长期紧张，倒是真正对乳房不利的。小医院，你担心医生经验不足；大医院，你又觉得检查时间太快。这样担惊受怕，久而久之，乳房真的容易出现问题的。

秦医生，那我该怎么办？我相信你，我听你的。

保持好的生活习惯，定期复查。

医生手检和辅助检查，有时候会出现不一致的状况，既不能全信辅助检查，也不能全信体检。找有经验的专科医生综合分析，才能取得较为可靠的结果。

5

是癌？彩超一直说是良性的，搞错了吧

>>>

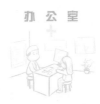

 我打算怀孕，乳房上有几个肿块，想咨询一下。

 体检和彩超报告综合考虑，我建议你孕前手术。毕竟肿块较硬，并且有一个肿块比较大。

 我 10 年前做过一次手术的，病理是纤维腺瘤。我也定期检查的，除了肿块略有长大，彩超都说是纤维腺瘤。所以我不想手术，毕竟手术会损伤乳腺导管，会影响哺乳吧。

 首先，没有病理报告，不能确定是纤维腺瘤，何况疾病久了，恶变的机会是存在的。第二，即便是纤维腺瘤，妊娠的 9 个多月正是内分泌激素水平变化最大的时间，纤维腺瘤可能快速长大，孕期手术就要顾及对胎儿的风险了。

 可是，我还是不想手术。

 如果肯定不想手术，我建议穿刺。至少明确一下疾病的良恶性。如果证实是良性的，你还可以"赌一把"，赌怀孕期间肿块不长大。

纠结？破结！听秦大夫『乳』此『话疗』

报告是乳腺癌，会不会弄错了？

你这么年轻，病理科医生承受着很大压力的，如果不是百分百确认了，怎敢发报告？

为什么术前的彩超一直都说是良性的？

你也是医务人员，应该知道影像学检查仅供参考。用乳腺科同行一句经典的话吧，你的乳腺癌是"伪装成良性肿瘤的恶性肿瘤"。彩超判断肿块的良恶性，主要依靠肿块形态、边界、包膜、血供、坚硬度等，但是总会有些"不典型"的恶性肿瘤表现得类似于良性肿瘤的。

我怎么会这样倒霉！我还能生育吗？

当然能！我的好几位乳腺癌病人都生育了。但是，关键一条是先得将乳腺癌治好。留得青山在，不怕没柴烧。

纤维腺瘤的确是年轻女性最常见的乳房良性肿瘤，但是，决不能说年轻女性得的就一定是纤维腺瘤。之所以建议在孕前判断一下是否需要手术，就是因为如果怀孕了，乳房增大了，会增加观察难度，而妊娠期的手术也会增加胎儿的风险。

6

听说"一滴血"就可以诊断肿瘤，你们医院有做吗？

>>>

14:50

秦大夫

5月26日11:24

医生，我妈妈是乳腺癌，你做的手术。已经7年了，现在蛮好。我想我有乳腺癌家族史，要定期检查的。

5月26日11:25

是的，你是高危人群，需要定期检查的。定期体检、彩超，你的年龄也可以做钼靶了。血指标也有一些需要化验的。

5月26日11:26

我听说有种"一滴血"检查，就可以检测所有的癌症，不知道你们医院有没有？

5月26日12:00

"一滴血"，不是我们医院没有，大概哪家医院都没有吧。

5月26日12:10

听说叫什么"肿瘤标志物"，专门化验体内有没有肿瘤的。

现代医学的发展历经 200 年左右，虽然已经取得了很大的进步，但还是有很多局限性，目前仍在发展之中。现阶段可以检测的肿瘤标志物越来越多，但其"特异性"和"敏感性"都不算很高，所以，仅供参考。

5月26日 14:20

肿瘤标志物有很多项目，其中以 AFP（甲胎蛋白）较早应用在临床，主要针对原发性肝癌；后来的 CEA（癌胚抗原）看全身有无恶性肿瘤风险，但并不区分恶性肿瘤的部位；再后来的指标针对性更强一些，比如 CA153 主要对应乳腺癌，CA125 主要对应妇科恶性肿瘤尤其是卵巢癌，CA50、CA242 和 CA724 对应消化道恶性肿瘤，CA199 对胰腺癌尤其敏感，Cyfra21-1（简称 Cy211）对应肺癌，PSA 对应前列腺癌，等等。

5月26日 14:25

有那么多呀！

5月26日 14:30

是的，肿瘤标志物有很多项。但是，"一滴血"查全部，目前是没有的。并且，上面讲的那么多指标，也仅供参考，并非和恶性肿瘤一一对应。比如，我们手术治疗的早期中期乳腺癌病人，绝大多数 CA153 指标是正常的。

5月26日 14:32

那，究竟做还是不做？

5月26日 14:40

每年常规体检时可以做一些肿瘤标志物检测。但是，不必每项都做，一般 AFP 和 CEA 都做的，女性检查可以加 CA125 和 CA153，男性可以加 PSA，现在肺癌发病率高了，加做 Cy211 的也多了。

纠结四：她们说、网上说

7

已经穿刺两次了呀，怎么还要手术？

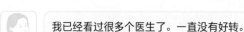

初　诊

我已经看过很多个医生了。一直没有好转。

体检肿块很大，皮肤略红，好像里面很多水的样子。做过点啥检查？

做过彩超，医生讲都是水，看不清楚。在 × × 医院穿刺过两次了，都说不是癌，是炎症。

穿刺出来的水是什么样子？报告是什么？

很多水，之前都是黄色为主，后来有点出血的样子。报告写着看到血细胞、白细胞，没有发现癌细胞。

在我们医院做了什么治疗？

主要是金黄膏外敷加草药煎服。好像也没有治好。

我建议做一个磁共振吧。看一下乳房整体。

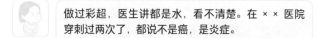

纠结？破结！听秦大夫『乳』此『话疗』

116

看到报告上写的吗？肿块很大，是一个很大的囊腔，直径大概要 12 厘米了，在囊腔的一个角落，有一个小小的团块，这才是主要的病灶，我觉得是一个囊内的瘤，囊内的液体都是这个瘤分泌的。所以，彩超没有发现，都被液体掩盖了。

那要怎么办？

建议手术。

都穿刺过两次了，还要手术？

磁共振片子可以看到瘤，明确存在。我觉得可能是低度恶性的，所以溢液中找不到癌细胞。应该连包壳（囊腔）一起切除，囊内的瘤做切片。这才是瘤子的"精华"部分。

要是"不好"的呢？还要化疗放疗？太可怕了！

现在讲这件事太早了，最终是看病理切片决定的。但是我觉得，即便是恶性，也是低度恶性。可能手术完成就结束了。

　　最终，病人接受了手术治疗。病理证实为"（左乳）囊内乳头状瘤，部分恶变"，属于早期的乳腺癌。病人不需要进一步化疗放疗。很多疑难疾病，欠缺的就是再仔细看一看，再好好分析一下。

纠结四：她们说、网上说

8

乳房恶性肿瘤，为啥叫我们去别的科看？ >>>

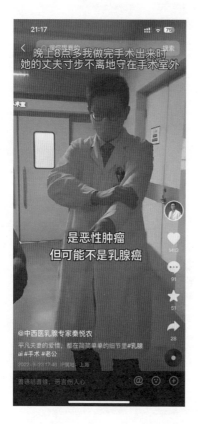

病人家属：今天辛苦你了，秦医生。病人的乳房切掉了吗？肿瘤是良性的还是恶性的？

我：乳房没有切除。是恶性肿瘤，但估计不是乳腺来源的。所以，今天手术终止，等待病理报告。简单来说，就是你夫人的恶性肿瘤正好长在乳房部位，却不是严格意义上讲的乳腺癌。

病人家属：恶性肿瘤？不是乳腺癌？

我：恶性肿瘤是大概念，癌只是恶性肿瘤之一。乳房的恶性肿瘤很多，我手术中看也不像恶性叶状肿瘤。不猜了，具体还是等待石蜡切片报告吧。

病 房

一周后报告出来了

恶性淋巴瘤？我老婆要不要再次手术切除乳房？

恶性淋巴瘤算血液系统的恶性肿瘤，属于全身性疾病，从治疗上来说，同样是全身治疗优先。切除乳房意义不大。建议先完成全身检查，看看疾病范围，评估疾病分期，理论上是化疗为主。

化疗，也在这里做吗？

化疗不在乳腺科做，本病严格说不是乳腺科范畴。你可以在本院血液科看。

秦医生，我们还是比较信任你，就在你这里做吧。

不是我不接受啊，这叫术业有专攻。血液系统的疾病，血液科医生更专业啊，何况，恶性淋巴瘤的分类很复杂，还是需要专科医生的规范治疗。

那我老婆能不能看好啊？

恶性淋巴瘤种类很多，有些病理类型好的预后很好的，我大致上看了一下，你夫人的病理类型算比较好的，去血液科及时治疗吧。

病人接受规范的化疗，疗效非常好。随访健在。

9

医生，我会"拼命"喝水的

>>>

病 房

明天要化疗了，不要太紧张哦。

她们说，化疗副作用很难受的。

化疗是好细胞坏细胞通杀，所以，会带来恶心、呕吐、乏力、发热等副作用。对这些副作用，辅助用药都会跟上去的。

我看隔壁病人要挂很多瓶水啊？

你看到七瓶八瓶补液，其实真正的化疗药物只有两种，其他是辅助用药，减轻正常细胞损伤的。

我要注意什么？

养心、保肝、升白、止吐等，都有辅助药物。但是，肾脏靠自己，主要是适当多喝水，保证足够的尿量。

好的，我会"拼命"喝水的。

"拼命"干吗？医生是要救命，不是要让你拼命！我现在蛮怕讲话的。中国病人喜欢走极端，医生讲红薯抗癌，病人拼命吃，吃到胃痛胃胀；医生讲要控制点"红肉"，病人就不让"肉"进门。

是的是的。生病，怕了呀。我需要多吃点啥，可以补一补？

就按平时的饮食好了。一般化疗期间，胃口会差一些，化疗间歇期适当多吃些也就够了。不要拼命吃，以免肝功能受损害。

她们说多吃点对白细胞有好处。

只能说稍微有点道理，营养不够白细胞会降低，但是单靠饮食并不能维持住白细胞的。并且，高蛋白饮食太多了，肝功能负担加重，GPT（谷丙转氨酶）增高会影响化疗的。所以，凡事都需要有个度。肝功能异常的基本上都是年轻病人，问一问，绝大多数是在化疗间歇期"补"太过了，吃太多高蛋白饮食引起的。比如有一顿吃两个鸽子，有一顿吃8两河虾的。

那吃什么对白细胞好？

没有特别的。相对而言，吃点海参、泥鳅，可能会对白细胞有帮助。

化疗是乳腺癌全身治疗的一部分，有些类型比较好的乳腺癌、有些很早期的乳腺癌病人可以免除化疗，但是仍然有相当一部分病人需要化疗，尤其是年轻的、无法内分泌治疗的病人。让化疗更顺利地完成，是医务人员的不断追求。病人需要遵从医嘱，但也不能过度解读、歪曲理解。

纠结四：她们说、网上说

121

10

他们说中药把副作用抵消了，疗效也抵消了

>>>

7:22

秦大夫

11月23日 7:05

我现在化疗结束了，马上要开始放疗了。请问什么时候开始吃中药？

11月23日 14:25

现在就可以。

11月23日 15:02

化疗、放疗期间到底可以吃中药吗？

11月23日 17:22

可以啊。放疗阶段，吃中药可以减少放疗副作用，使你身体更加能够适应放疗。

11月23日 17:45

听他们说，中药把副作用抵消了，疗效也抵消了……

11月23日 21:03

又是"他们说"！我问你，化疗期间你打止吐针吗？打过升白针吗？

11月23日 21:15

前几次吊"红药水"（注：指蒽环类药物）的时候，每次都打止吐针的。我是打长效升白针的。医生讲我白细胞还可以。

秦大夫

11 月 23 日 21:26

打了止吐针，呕吐减少了；打了升白针，白细胞下降程度轻了。你会不会说，副作用轻了，相当于化疗作用也轻了？

11 月 23 日 21:28

这倒不会。

11 月 23 日 21:30

止吐针、升白针，都是为了帮助化疗更加顺利进行，而不会影响化疗疗效。而此阶段的中药治疗，医生同样会考虑到你在西医治疗的，所以，配合的中药主要目的是让你减少西医治疗的副作用，而不是一味地"以毒攻毒"。

11 月 23 日 21:32

那我要么办好大病医保来开一点中药。

11 月 23 日 21:40

可以的。放疗是"烧伤样"改变，此阶段中药主要是养阴生津，清肺化痰。

针对自己不了解的领域，应该是少下结论多了解，但是，国内现状，会发现很多中医师和西医师是对立的，"中医粉"和"中医黑"也是仅仅凭借满腔热情站队，并不讲道理。所以，我这样中西医结合的医者天天对中医师讲西医学，对西医师讲中医学。

痰湿体质？怪不得我喉咙里一直有痰呢

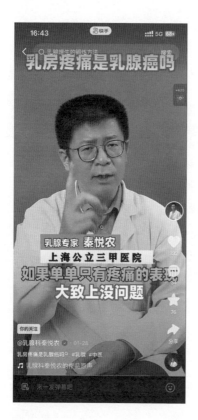

有的病人没啥大问题的，比如诊断乳腺增生伴小结节，不需要手术，随访就行。但她乳房疼痛比较明显，基本上每个月除了"大姨妈"来，都会疼痛。我帮她开点中药疏肝理气。

病人纠结了：诊断肝郁气滞？我肝脏蛮好的，单位里刚刚体检，B超讲没有问题的，连脂肪肝也没有……实际上中医的"肝"不是西医的"肝脏"，不能一一对应的。

还有病人常常纠结：我究竟是啥体质？生活中要注意啥？

秦医生，我是老病人 × × ×。我理解只要随访就行，可是我还是想知道我是什么体质。02-21 江西

没有单一体质的，都是混合变化的，你不必要弄明白的。02-21 上海

那你告诉我现在什么体质吧。02-21 江西

……偏向痰湿体质。02-21 上海

哦！痰湿体质，怪不得我喉咙里一直有痰，我还以为是咽喉炎呢！02-21 江西

怪我多事！咳嗽咳痰的"痰"，和痰湿体质的"痰"，真的不是一个"痰"。我就说你没必要去弄明白吧！02-21 上海

"没有单一的体质"是传承我恩师陆德铭教授的话，恩师告诉我，一旦确定了病人"体质"，病人后续的所作所为、所思所言可能完全突破医生的想象。我没有谨遵师尊教诲，常常自找麻烦。

"大佬"为什么都不给一个明确的说法？

>>>

秦医生，你的号太难挂了。

不会吧，来找我手术的，或者情况紧急的，哪怕直接来诊室商量，我都会很快安排的呀。

我是外院乳腺癌术后，到你这儿来调理的。

那就是了，外院手术以后的病人实在太多，都来找我调理调理，我一双手实在忙不过来呀。

哦呦哦呦，我在 XX 医院找 A 教授，又到 YY 医院找 B 教授，都能挂到号的，你的号挂来挂去，只能挂到两个月后的。

是的，如果是我自己手术病人的术后中药调理，我都会安排好复诊时间的。

那你帮我好好看看吧。

你是很早期的乳腺癌，肿块也不大，当时为什么没有选择保留乳房？

我是听别人介绍，在 ZZ 医院找 C 医生做的手术，术中还说是良性的，后来石蜡切片说"恶性"。所以，又去找 A 教授、B 教授，希望给一个意见。

你这么早期的病，找"大佬"拍板？还找两个"大佬"？

我也想找你的，只是挂不上号，等两个月我等不了。

A 教授和 B 教授都建议可以保乳，你为什么又全切了呢？

因为 A 教授和 B 教授都说既可以保乳，也可以全切；只有术者 C 医生是直接建议全切，没有给选择。我又不懂医的，如何选择？C 医生直接说全切了，没有选择，我就听他的了。

呵呵。医生让你选择，说明是利弊互见的事情，并非为难你呀。你如果术前挂号找我，我同样也会给你选择的。

呃……我们病人最好就是专家直接给一个建议，不要选择。

有些乳腺癌病人，医生不给选择的，比如原发肿瘤很大、病灶位于乳头乳晕区、病灶散在且多发、病人无法接受术后放疗等，都直接切除算了。你早期、病灶小、单发、部位良好、年龄……给你选择比没有选择好呀。

但是，保留乳房还可能再复发的，是吧？

那是的，只要乳房在，就有再发生疾病的可能性；即便左乳全切了，并不保证右乳不再有风险一样。医生应该给到的是数据，相对大样本的真实数据，病人可以根据自身情况作出选择。

一看到要选择，我就晕了……

　　我从医将近 30 年，既碰到过坚决要求保留乳房的病人，也碰到过坚决要求切除乳房的病人，病人心态差异之大，才让医者越来越重视"个体化"。我觉得，让病人多了解，然后自己选择（或者欣然接受医者的推荐）才是人文关怀的体现，也是文明行医的体现。

　　当然，假如病人表示一切听从医生的决定，我也会帮助她作出我认为合理的选择。

我不开刀，我只能接受小切口

10 月 25 日 20:03

你的纤维瘤肿块不小了，建议传统手术。

10 月 25 日 20:05

听说"微创"切口很小。

10 月 25 日 20:08

切口是很小，但是肿块如何取出来呢？

10 月 25 日 20:09

不是说可以"吸"出来吗？

10 月 25 日 21:00

用吸豆浆的细吸管，能吸出珍珠奶茶的大颗"珍珠"吗？

10 月 25 日 21:10

不能切碎了吸吗？

10 月 25 日 21:15

切碎吸，吸不干净，会残留，可能复发。

10 月 25 日 21:18

反正我只能接受小切口。

10 月 25 日 21:20

那你得承担复发的风险啊。

10 月 25 日 21:22

那为什么不帮我切干净？

10 月 25 日 21:24

问题又回到原点了——肿块大，切口小，肿块无法完整取出；切碎了，又不可能全部取干净。

10 月 25 日 21:25

……反正开刀我不能接受。

很多病人对医疗一知半解，但是很多病人又坚持认为医疗是服务性行业，于是，问题越来越多了。

都微创时代了，
肿块不能切碎了完整取出吗？

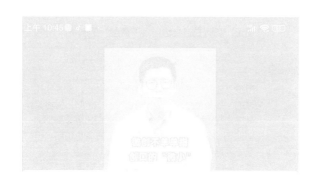

我肿块 3 厘米就算大吗？不能微创手术吗？我同
事 × × × 肺癌手术，我亲戚 × × × 结肠癌手术，
都是微创手术啊！这么严重的疾病都是微创手
术，乳房 3 厘米肿块难道不能做？不是说微创的
时代已经来临了吗？

10 天前 · 河南　回复

恰恰我是普外科医生出身，胸外科也了解，并且
操作过腹腔镜手术，和你说说。肺部的肿瘤，如
果生长部位合适，可以做胸腔镜手术。胸腔本身
就是一个"体腔"，手术器械有操作空间。胆囊
手术、结肠癌手术、卵巢手术，如果做腹腔镜手
术，需要在腹腔打气体，让腹腔形成一个更大的
"空腔"，同样使得手术器械有操作空间。最终切
除的结肠肠段通过辅助的小切口取出就够了。理
解了吗？

10 天前 · 上海　回复

11 条评论

病人

反正，我听说过身边很多"微创"的例子。

10 天前 · 河南　回复　　　　　　　　　　♡ 1　　♡

乳腺专家秦悦农

但是，乳房手术不一样，乳房没有体腔，都是实质性的。最重要的是，其他手术的"微创"，最终都是完整取出标本的。比如，肺叶的取出需要胸部的辅助切口，肠段的取出需要腹部的辅助切口。但是，乳房所谓的微创并不是"完整"取出标本的，乳房肿块标本被穿刺针切割成一条一条碎组织了。

10 天前 · 上海　回复　　　　　　　　　　♡ 1　　♡

病人

乳房肿块被切碎了吗？不能完整取出吗？

10 天前 · 河南　回复　　　　　　　　　　♡ 1　　♡

乳腺专家秦悦农

不能。肿块大，切口小，如果需要完整取出肿块，最多也就是将皮肤牵拉开来了。说 3 ~ 5 毫米切口就能切除肿块，这肯定是不完整的呀。

10 天前 · 上海　回复　　　　　　　　　　♡ 1　　♡

病人

你是说微创做不干净，那为什么要做？

10 天前 · 河南　回复　　　　　　　　　　♡ 1　　♡

乳腺专家秦悦农

这是理念问题。并不是每一个良性的肿瘤都需要手术的。但有时候医生并不能判断究竟是不是良性的。所以，需要取得组织来做病理诊断，术语叫"活检"，如果只想知道良恶性，这时候微创就很重要了。尤其是针对肥胖病人，而肿块又小又深，开放性手术切口大创伤大，这时候微创就最为合适了。

10 天前 · 上海　回复　　　　　　　　　　♡ 1　　♡

纠结？破结！听秦大夫『乳』此『话疗』

你是说微创只是活检？

10 天前 · 河南　回复

应该说乳房微创手术的最大功能在于活检。你只
需要这样看，如果微创做出来的病理报告最终是
"乳腺癌"，医生肯定会建议再做一次手术，无论
保乳还是不保乳，都需要将切缘做干净。为什么
呢？就是担心切不干净，残留啊！

10 天前 · 上海　回复

那其他手术的微创呢？

10 天前 · 河南　回复

主要看标本取出完整还是不完整。刚刚说过了，
肺叶或者肠段都是完整切除的。所以，乳房的
微创概念，和其他手术的微创概念并非同样一
件事。

10 天前 · 上海　回复

　　"微创"的名词已经深入人心，毕竟谁都希望无创伤、低
创伤。但是，微创的概念在各种不同的疾病并不相同。微创
不单单是指切口的"微小"，微创应该是综合考虑方方面面的。
选择微创手术之前需要充分了解利和弊。

　　注：此处特指乳腺的微创旋切技术，不是指乳腺腔镜手术。

纠结四：她们说、网上说

133

纠结五：谁能救我

信任？

信任？
迷信？
怀疑？
质问？
乱投医？

信任？ 迷信？ 信任？

迷信？ 质问？ 乱投医？

1

你告诉我谁做纤维腺瘤最好

>>>

门诊

 秦医生，我长了一个纤维腺瘤。喏，这是外院的报告。

 右乳肿块不小了，有点分叶状，活动度还好的。要手术的。

 你看瘤是"好"的还是"不好"的？

 根据体检和彩超报告来看，应该是"好"的，纤维腺瘤可能性最大，也可能是良性叶状肿瘤。最终是根据病理切片报告。

 这手术，上海哪家医院做得最好？

 大医院也有不负责任的医生，小医院也有好医生的。主要是找对医生就可以了。

 那哪位医生做得最好？

这是很普通的手术呀。就像问：生煎馒头谁家最好？有些人喜欢"大壶春"，有些人说"阿三"也很好，之前"丰裕"名声也很大，我讲是看个人喜欢。再说了，现在都是加盟店，哪家最好？

 这倒也是的……

那你是怎么会来找我的，我的号不好挂啊。

是的，我特地来找你的。因为我小姐妹说你手术很好的，刀口看不到。

过奖了。既然是有人推荐你来的，那你又纠结啥？

她们有人讲传统手术好，有人讲微创好。

你的肿块比较大，分叶状，不是很合适"微创"。我肯定建议传统手术，不过可以沿乳晕线做，以后伤口不明显。具体切口多长要看乳晕大小，还有要判断能不能完整取出肿瘤。

还有人说"美容线"不用拆线。

见仁见智吧。再好的线材，都不是你身体的一部分，能拆的我会建议拆线，不留异物。

还有，还有……

这是很常见的纤维腺瘤病人的问题。我很理解，都是年轻女性，谁不希望完美？有些病人术后的确伤口"消失"了，这取决于皮肤的素质，切口的选择，缝合的技术……说实话，每位医生的理念不尽相同，受过的培训不尽相同，经验不尽相同……我只能做到我认为的"最善"。医生需要考虑的第一是病人安全，第二是不再复发，第三是美观。当然，的确有些病人能达到"无痕"的境界。

纠结五：谁能救我

2

她们说你是"金手指"

>>>

我最近乳房疼痛比较厉害。我 30 岁，打算明年结婚。

双侧乳腺增生，外上象限比较严重，结节比较多；没有乳头溢液，腋下淋巴结不明显。手检时乳房痛不痛？

有点痛的。

去做一个彩超吧。

还要彩超啊？你摸上去有问题吗？网上说你很厉害的，她们说你是"金手指"，你检查过，我就放心了。

千万别啊。行医时间久了，医生都会积累一些自己的经验。从医学的发展而言，"金手指"的时代已经过去了。我没有发现明显的肿块，但是深部的、很小的肿块，单靠手检是不行的。

不是说有经验的医生比仪器更准确吗？

严格来说各项检查各有优势，互补才行。如果乳房比较大，肿块既小又深，手检肯定不如超声检查。还有，对钙化灶的判断肯定是钼靶最具优势，有些导管原位癌手检无法触摸到，彩超也不能发现，唯有钼靶可以看到泥沙样钙化。

她们说上次有个病人，B超没说"不好"，你摸了说"不好"，建议手术，后来就是乳腺癌。

有经验的专科医生靠手检"战胜"设备的案例，的确存在，但总体而言，是手检结合设备检查更加可靠。每年定期的彩超检查，是对自己的负责。建议彩超检查，如果今天做不了，你可以去预约一下。

我怕排队啊！再说你的号也很难挂。

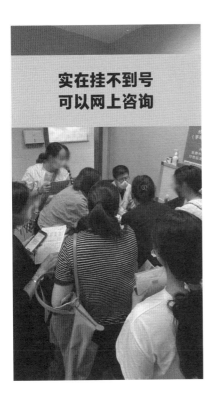

行医久了，很多专科医生可以讲述一些通过手检"击败"设备的成功案例。但是，总体而言，"金手指"的年代过去了。听从专业医师的，相信他（她）的建议，比相信他（她）的手检更为重要。

3

都"BI-RADS 5 类"了，你能翻案？　>>>

你这么年轻，外院诊断"乳腺癌"，已经在考虑能否保乳手术。但是我体检没有异常发现。把报告拿来看看。

彩超报告是"乳腺增生，导管扩张"，钼靶报告是"BI-RADS 5 类"，我网上查过了，5 类就是基本确认乳腺癌了呀。

钼靶片子呢？

片子？只有报告，没有给我片子啊。

一定要带片子来的。

报告写过了呀？

彩超是医生一个人做的检查，如果检查过程中漏掉了（病灶），其他医生是没有办法了解到的。但是钼靶和磁共振都是有片子的，其他的医生都可以根据片子作出自己的判断呀。毕竟，每位医生的读片能力不一，判断并不一致。介绍你来的 X 教授没有关照你吗？我特地说要拿片子的。

我索性在你这里再做一遍钼靶吧?

钼靶算放射性检查,没有必要短期再做,除非需要定位活检。另外,你结婚生育了吗?

还没有,打算明年结婚。

钼靶是医生建议的?

嗯,是我自己要求做的钼靶。

为什么?

听说钼靶更准呀?这不是彩超未发现,钼靶就发现了乳腺癌?

呵呵,也未必是癌。对年轻女性来说,彩超效果优于钼靶。算了,不聊了,借了片子再约我吧。

携带钼靶片子复诊

秦医生,片子借来了。喏,"BI-RADS 5 类"。

我觉得你没有什么大问题。

不是已经 5 类了吗,百度上说就是癌呀?

纠结五:谁能救我

打报告是人为的，百度更不可信。我不觉得你是乳腺癌。

那这片子上的病灶是什么？

我觉得是年轻女性的导管不通畅，导致钙盐沉积。这形态，和乳腺癌的钙化灶还是有差异的。

可是，××医院已经预约我去手术了呀。我当然是不愿意手术，但如果真是乳腺癌，再害怕也得治疗啊。

现代医学以病理诊断为"金标准"，医生给出的意见不一致时，建议你做一个微创活检，取到钙化组织，送病理切片。

病人在第三家医院接受了钼靶下微创活检，
病理报告证实为"（乳腺）导管扩张，钙盐沉积"。

秦医生，谢谢你。总算一块石头落地了。如果没听你的，去开刀了，是不是要被切除乳房了？

不会的。即便你住院手术了，医生肯定也是先做小手术，只有等病理切片明确以后才能继续。随随便便切除你乳房是不可能的。

那我以后随访，做什么检查好？

乳房的辅助检查项目，各有利弊的。对年轻女性，肯定是以彩超为主，有怀疑的，可以进一步做磁共振。而钼靶对于年轻女性有时候并不合适，尤其是亚洲女性。

纠结？破结！听秦大夫『乳』此『话疗』

142

欧美人和亚洲人也有区别？

是的，人种不一样，乳房结构上还是有些差别的，辅助检查的选择也不一样。如果你第一次就找我看的，彩超做了我是不会建议钼靶的。如果有问题，可以做磁共振。最后，再给你一个建议。

什么建议？

看病找专业的医生，不要找百度。

靠百度来学习医学知识，还不如交一个可靠的医生朋友。

4

消消炎缩小了呀，你为什么说是癌？

6:50

秦大夫

7月10日 9:50

我发现乳房肿块大概一个月了。在 M 区的医院诊断是"炎症性疾病可能"，用了头孢类抗生素一周左右。现在已经缩小一点了。

7月10日 15:30

乳房肿块出现时，有皮肤发红、发热疼痛等表现吗？

7月10日 15:58

不明显。

7月10日 19:55

腋下淋巴结肿大摸到吧？

7月10日 20:02

摸到的，蛮大的。好像之前没有注意到。

7月10日 20:08

结合你的年龄，体检状况。我的第一诊断是乳腺癌，当然，我建议是穿刺活检，最终诊断是根据病理切片的。

7月10日 20:10

我用了抗生素肿块缩小了呀，癌症不会缩小吧？

纠结？破结！听秦大夫『乳』此『话疗』

144

7月10日 21:15

> 不一定。也可能核心部位是癌症，癌症堵塞了导管，使得周围导管不通畅，炎症是继发的。抗生素只是缩小了周围炎性的组织，核心部位却没有缩小啊。

7月10日 21:26

真有那么严重啊？

7月10日 22:55

> 我也希望你是炎症，但是我不能凭空判断啊。炎症性的疾病，达到这样大的腋下淋巴结很少见，所以希望穿刺来明确诊断。

7月10日 22:59

穿刺到底好不好？一定要穿刺吗？

7月10日 23:47

> 穿刺对你是必要的。如果明确是乳腺癌，那么治疗方案就要改变了；如果不是乳腺癌，明确了是炎症，你安安心心抗炎，我也可以安安心心了。

7月10日 23:50

那听你的。

医生需要有独立思考的能力，自己分析，而不是跟着 B 超，跟着钼靶，跟着辅助检查项目，跟着上级医生，跟着其他医生的诊断……医生的成长最终靠的是经验积累以及不断思考。

这个病人最终穿刺结果显示"乳腺浸润性癌"，后续按照乳腺癌作出规范的治疗。

5

当地医院、上海医院的病理结果不一样，听谁的？

>>>

03-29 上午 8:38

我手术在当地做的。后来到上海 XX 医院来做放疗，又重新做了病理分析，结果发现不一样，这是怎么一回事？

03-29 上午 8:40

病理切片会诊，并非各家医院医生看同一张片子，而是不同的医院分别取材重新做切片。

03-29 上午 8:42

这是什么意思啊？

03-29 上午 8:43

切糕吃过吗？肿瘤更像"切糕"。

03-29 上午 8:45

切糕？医生你开什么玩笑？

03-29 上午 8:47

肿瘤组织并非玻璃那样到处成分一样，而是像切糕，有的地方"核桃"多，有的地方"花生"多，有的地方"芝麻"多，这称为肿瘤的"异质性"。比如你正好切在"核桃"的部分，他正好切在"花生"的部分，显微镜下看出来不一致。尤其是以百分比表达的指标，比如 ER、PR、Ki67 等，会有差别。

发送

纠结？破结！听秦大夫『乳』此『话疗』

指标既有阴性又有阳性，按阳性的算。比如，免疫组化法和 FISH 法分别检测 Her-2 指标，无论是免疫组化法的"+++"还是 FISH 法的阳性，都算阳性，只要有一项指标符合了，就有使用靶向药物的指征。

03-29 上午 9:00

03-29 上午 9:05

以百分比表达的指标，医生是按高的算，就是哪个百分比高就算哪个，比如 ER、PR、Ki67 指标，都会按照百分比高的指标算。

03-29 上午 9:08

03-29 上午 9:11

不必要。刚才讲了，Her-2 免疫组化指标和 FISH 有一项阳性就用药。其他的，即便百分比不尽相同，并不影响治疗方案的，比如 ER 指标，无论 80% 还是 20%，后续都是会用到内分泌治疗的。

03-29 上午 9:15

现今的时代，知识化、年轻化的病人越来越多了，病人追求信息对等，认识自己的疾病，把握自己的治疗方案。这对医生造成极大的压力，医生的压力并非知识点上的，而是工作量太大，根本没有时间一一解释。门诊的时间太短暂，够给出结论，不够传授医学知识。

这也是我写这本书的初衷之一，希望更多的病人"听"到我的解释。

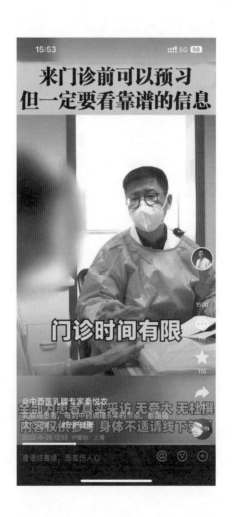

到底是癌不是癌?
我想把片子送到国外去读

我在 Z 医院做了手术,病理报告说是癌,后来去另一家医院,病理报告说不是癌。

小概率的事件,就是疾病介于良恶性之间。

那医生怎么能这样不负责任? 你们还有什么检测的设备?

病理切片最终是由人(医生)解读的,并非仪器检测的。医学在这方面是"经验科学"。

那,我究竟听谁的?

谁经验丰富听谁的,谁是业界权威听谁的。

我怎么知道谁权威?

上海有病理会诊中心,你可以去打听一下。虽然会诊中心的专家读片有时候也不能取得"共识",但是这种情况很少。

可是，是癌或者不是癌，治疗不一样啊。

反过来你也可以这样想，这种情况下即便"是癌"，也是"原位癌"，非常类似于"非癌"，恶性程度、侵袭性不高，一般不威胁生命。

可是……

你的疾病既然没有确定，就是介乎于"癌前病变"和"原位癌"之间。医学专家讨论你的病理还有些意义，你个人纠结这事情真的没有意义的。

原位癌，那也是戴了"癌"的帽子啊。

再讲一件事，乳腺小叶原位癌也戴着"癌"的帽子，但现在已经不算"癌"了，只看作"癌前病变"，因为不危及生命。

我有朋友建议我把片子送到国外去。

只要你愿意，只要对方接收，当然可以做。

哪个国家病理科权威？

我再举个例子吧。日本是胃癌发病率很高，并且治愈率也很高的国家。欧美抱着学习日本胃癌治疗经验的态度，重新阅读病理切片，结果发现日本认为的"原位癌"只是欧美的"不典型增生"，也就是说，欧美认为日本的病理诊断尺度更偏向于严重的一档。双方对于同样病人的病理切片的判断存在偏差。

那我就没有办法了吗？

你钻牛角尖了。理论上讲，治疗不足或者治疗过度都是不利的。但你的状况肯定不需要化疗，不需要靶向治疗，最多是服用内分泌药物，治疗上相差不大啊！

　　医学是一种经验科学，有很多人为的因素。而纠结却是最没有意义的事情。如果恰巧碰到小概率事件，如果不能控制自己长时间的纠结，不如以"掷骰子"解决。或者，做一点略过度的治疗摆脱焦虑的情绪，也比这样绕思想圈子强。

7

什么"金标准"？我只知道刀白开了

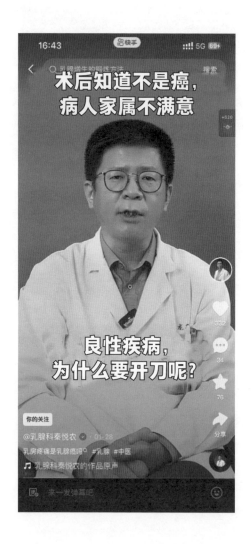

年轻病人，两家医院诊断乳房肿块待查，彩超显示 BI-RADS 4a，不完全排除恶性肿瘤。术后病人妈妈来了……

很幸运，切片的结果是好的。病理报告提示"乳腺病，导管扩张，导管上皮增生"。

良性的，不是肿瘤？那为什么做手术？我女儿胸部留下了疤！

术前 B 超和手检都有明确的肿块，在不能排除恶性肿瘤的情况下，需要手术取得病理诊断的。

那为什么不做其他检查，来排除肿瘤呢？

医学有局限性，到目前为止，影像学检查的诊断准确率才 85% ~ 95%，无论彩超、钼靶、磁共振都有局限性，都存在误诊的，唯有病理切片是"金标准"。

就不能避免手术？我女儿还年轻，还没有结婚。

术前也推荐过穿刺，或者微创，当时您是说"听说穿刺'不好'，微创'弄不干净'"，都拒绝的。

我们又不懂的。

再说了，您女儿的乳房肿块呈持续长大趋势，本身是有手术指征的。要阻止肿块继续长大。

反正我觉得这刀就是白开了……

这真的就是医学的悖论了。不做手术，没有病理诊断依据；要有病理依据，必须穿刺或者手术的……

 反正你们医生怎么说都是有理的。

任何事情都有利弊得失的。您不信任就没法再聊了。

　　穿刺活检只是取样抽检，存在低估可能，就是没有穿到核心部位。微创活检，可能会有残留。手术切除，对病灶而言切除最为干净，当然是有切口的，有瘢痕的。医学最终的利弊得失很哲学的，不存在只有利没有弊的方法，利弊得失完全在于个人选择，舍什么得什么，弃什么取什么。

8

手术失败了，西医不行，我现在相信中医

>>>

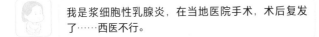

我是浆细胞性乳腺炎，在当地医院手术，术后复发了……西医不行。

不能笼统地这样说吧？

怎么不是？我已经实践过了。我自己就是例子。

看过《叶问》吗？回想这一节，金山找上门挑战，被叶问打败，金山找说"今天北方拳输给了南方拳。"叶问的回答是什么？

？？？

！！！

好吧，叶问的回答是"不是南北拳的问题，是你的问题"。再问你们，看过金庸的《笑傲江湖》吧，剑宗和气宗究竟谁厉害？

这个我知道，华山两派决战，剑宗被气宗打得大败。

是的，令狐冲后来遇到了谁，武功大大提高？

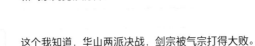

风清扬？风清扬是剑宗……可这是小说。

对了，华山派气宗掌门人岳不群的大弟子令狐冲偶遇剑宗前辈风清扬，才认识到"独孤九剑"的精妙。所以，气宗也罢，剑宗也罢，最终是人的问题。

你们在说啥……

说点实在的吧。一个老外在中国吃了水饺觉得味道很好，于是学习了怎样包水饺，但是尚未掌握就急于回去显摆一下，结果亲戚朋友品尝后表示"Chinese dumplings"太难吃，原来"露馅儿"的太多，煮成了一锅面菜汤。老外们认为"水饺很难吃"，你对这个结论怎么看？

哦！那是他没有包好。

哦！那是他不会煮。

OK，这就是人的问题，非物（方法）的问题。我今天告诉你的是，你的"浆乳"复发了，并非西医方法的问题，而是人的问题。很多医生，包括我，用所谓的"西医方法"治疗这个病，都取得了成功。

那我为什么复发了？

复发的因素很多。比如手术时机好不好，手术范围够不够，术前术后的处理得当不得当。总之，复发是综合性因素，不要轻易说 ××× 行还是不行。

那我现在怎么办?

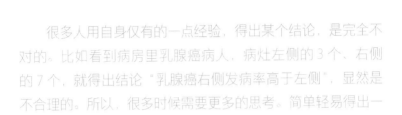

完善检查,选择最有利的治疗方案,才是中西医结合的优势体现。顺便告诉你,我是西医院校毕业,后来再学的中医,但我始终没有放下手中的刀。

很多人用自身仅有的一点经验,得出某个结论,是完全不对的。比如看到病房里乳腺癌病人,病灶左侧的 3 个、右侧的 7 个,就得出结论"乳腺癌右侧发病率高于左侧",显然是不合理的。所以,很多时候需要更多的思考。简单轻易得出一个结论,更多时候就是误导。

9

隔壁病人不做化疗，为什么我要化疗？>>>

病 房

你的病理报告出来了，建议要化疗的。

我最怕化疗了。病人都说手术不可怕，最怕的是化疗。

可是你的疾病需要化疗的。再说，现在化疗的辅助用药多了，副作用小很多了，也没有那么可怕吧。

我不做化疗，做放疗好不好？

你完全弄错了。乳腺癌的治疗方式分全身和局部，局部治疗包括手术和放疗，全身治疗包括化疗、内分泌治疗、基因靶向治疗，另外中医辅助治疗。所以，保乳手术的病人都要匹配放疗，以局部治疗补充局部的不足。但是放疗和化疗不可以相互替代的。

那隔壁床的为什么不需要化疗？

隔壁病人激素受体（ER/PR）指标强阳性，内分泌治疗匹配度高，疾病又较早期，所以不做化疗。你内分泌治疗不合适，所以需要化疗啊。

我前两天查百度，说美国乳腺癌病人化疗的比例少，中国的多，是不是我们过度治疗了？我不是不相信你，我是担心化疗副作用……

好吧。我告诉你，美国与中国乳腺癌化疗病人多少的关键因素。这本来是和学生讲的。

 我就当你学生吧，多了解些总是好的。

第一是美国女性体检意识比较好，早发现早诊断的比中国多，早期的乳腺癌有很多可以免除化疗。比如原位癌就完全不需要化疗，美国最好的乳腺中心原位癌比例达到 30% 以上，这部分病人就不需要化疗。中国原位癌比较少，发现疾病拖延的也不少。

 早期还是晚期，这我能听懂。

第二，中国和美国乳腺癌的发病高峰年龄有差异，大概差 10 ～ 15 年。中国乳腺癌病人更年轻，绝经前的女性很多，这部分更需要化疗；而美国以绝经后的老年女性更多，很大部分依赖内分泌治疗，年龄很大的伴随心脑血管疾病的，也会免除化疗。

 哦，明白了。

国内很多病人看到数据怎样怎样就得出结论——中国医生过度治疗，这是不对的，也是医患不信任的结果。医患不信任，最终是病人吃亏。

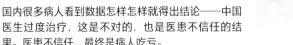

在乳腺癌的综合治疗中，手术只是治疗方式之一，之后辅助治疗，还包括化疗、放疗、内分泌治疗、基因靶向治疗等。并非每个病人需要用到每种方式，方案是"个体化"的。不和别的病人比较治疗方案，信任主治医生，是最好的方法。

10

上次抄方的药，味道和你开的不一样 >>>

 医生，我上次来看过病的。

好的。上次服药后，胃有什么不舒服吗？

 没有什么不舒服。胃也蛮好的。你上次说，胃没有不舒服可以抄几次方子的。

是的。

 问题就在这里！我抄方煎出来的中药和你配的中药味道不一样。就是你们中西医结合乳腺科抄的方呀！

我查电脑帮你核对了，电脑上抄方方子是复制粘贴的，当然完全一样的。理论上中药味道不会不一样，实际上有可能某些中药的批次不一样，但是不至于相差太大。

 就是味道不一样了呀，差别非常大。你是不相信我？

我是非常相信你。我也是这样走过来的，当然理解的。

  ……

当年我跟随陆老师（陆德铭教授）学习，就发生过类似的事情。陆老师看第一次，然后第二次病人找我抄方，吃药以后病人说味道不一样。然后，我就向陆老师请教，其实是有点抱怨。

陆老师怎么说？

陆老师解释，这是病人的心态呀，完全可以理解。很多病人见到了陆老师本人，号过脉了，看过舌苔了，病也好了一半了。

心理作用啊？

我没有说心理作用，我当时是认定陆老师发过功了。

那现在呢？

现在嘛，我功力也到了呀。你吃了我的药，再去抄方，学生没有功力的，自然味道也不一样的。

哈哈哈……

　　在医疗中，没有人能够否定心理作用。有 50% 疗效的算好药，有 80% 疗效的算"神药"，而最好的安慰剂（没有药物成分）甚至可以达到 30% 的疗效。在中医治疗中，经常可以遇到带着"功力"的药物。而我已经 30 年工龄，带着师门传授的 20 年经验，显然已经拥有了一定的"功力"。

11

你这里每次都说"好的"，
我外面一查就说复发了

 秦医生，2 年前是你给我做的保乳手术，每次我都是到你们这里复查，你介绍的 B 超医生检查后都说"好"的。我这次去了 H 医院，他们的 B 超医生讲有可能复发了。

我再帮你检查一下。你为什么不在我们医院复查呢？

 每次都在你这里复查，每次都是 Y 医生检查，每次两三分钟，都说没什么，报告也都差不多。这次还好是换了一家医院。

可是我还是相信自己，我觉得没什么呀。

 这还没有什么啊？复发了！是不是又要挨一刀？

你先不要急，回忆一下，当年手术前肿块是不是在乳晕下方？

 是的。

做完手术以后，你的乳头乳晕有没有明显"塌陷"？

没有。

切除了肿瘤以及周围的安全距离，没有填充假体，为什么没有"塌陷"？

那我不知道。

是我帮你在底下做了整形缝合的，将旁边的腺体游离了一块，来填补这里的空虚处。那就造成了乳晕下面有一处，B超看到的和平时不一样啊。你放疗结束后第一次复查，我就关照了Y医生，解释了乳晕深部的结构，并且，留下了图片。之后的每次复查，我们都有原来的资料可以对照。每次都没有发现新的肿块，所以才敢告诉你没事啊。

那，H医院说复发可能，我还是很害怕啊。

这样吧。两种选择，一是你不放心，只有再次手术或者B超定位下穿刺，明确诊断；二是你听我的，继续随访。

我知道，保乳手术最容易出问题就是术后一年半到两年。

现在正好是术后两年，H医院说有事，我说没事，你决定吧。

那，秦医生，你肯定是没事？

该解释的我都解释了。

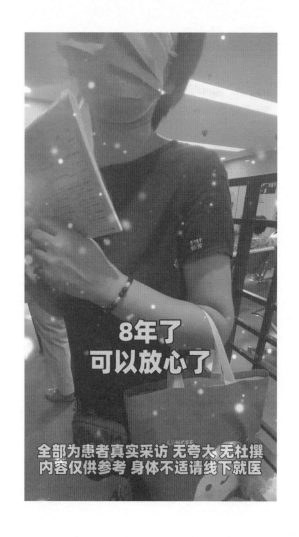

8年了
可以放心了

全部为患者真实采访 无夸大 无杜撰
内容仅供参考 身体不适请线下就医

最终，病人选择随访，没有再次手术。至今随访 8 年余，无复发转移迹象。

门诊时，经常有外院保乳术后的病人来向我询问，复查发现患侧乳房出现结节，要我判断是否复发、是否需要再次手术。此时，便每每想到这一例。所以，我建议病人还是和自己的主刀医生保持密切联系，毕竟手术医师最了解病人的情况。

她的药物贵，我的为什么这么便宜？

秦大夫

4月5日 15:20

秦医生，请你帮我换掉一个药！

4月5日 15:50

哪个药？

4月5日 15:55

那个"枸橼酸"什么的。

4月5日 15:59

三苯氧胺，经典药呀。为啥要换？

4月5日 16:01

太便宜了，张阿姨吃的药要 700 元。

4月5日 16:30

经前和绝经后用药不一样的。

4月5日 16:33

那你帮我用贵点的。

4月5日 16:35

你可以去香港买啊，600 港币。

4月5日 16:38

一样吗？也是三苯氧胺？

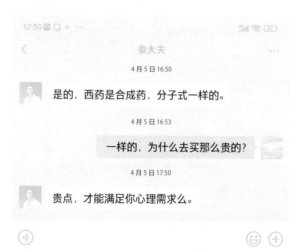

国家集中采购，带量销售的政策实施以后，药物的价格下降很多，医生需要花费大量的精力解释。

从药物来说，也应该是合适的就是好的。药物看的是功效，而不是价格啊。

13

靶向治疗做了一定能活，
不做一定会死吗？

病 房

听说有个新的治法叫什么靶向治疗，你们医院有设备吗？

设备？你弄错了。靶向治疗是药物治疗，不需要设备的。我们可以做，是药物注射。

不是针对"靶子"的治疗吗？应该是放射治疗吧？

不是放射治疗。靶向，针对的所谓"靶子"，是基因缺陷，用的是药物，首选药物叫赫赛汀（曲妥珠单抗）。

可是听说治疗费用很贵。

是的，药物比较贵。目前没有其他替代品种。

我想问，用了赫赛汀一定能活，不用一定会复发？

当然不是。只是说，针对 Her-2 阳性的病人，建议使用。赫赛汀可以减少复发率，提高生存率。比如说，针对同样的病人，有医生治疗 10 人，成功 8 人；也有医生治疗 10 人，成功 2 人。如果结论是大家都说有成功有失败。你服不服？

那当然不能这样说的。

针对 Her-2 阳性的病人，一线靶向药物赫赛汀治疗是 50% 左右的有效率。所以，我们一般是推荐使用的。

需要使用多久？

推荐使用一年，3 周一次，所以，一般使用 17 次。

要多少钱？

每支药大概 2.4 万，按体重给药，你的体重估计每次不需要一支。国家有"买 6 送 8"的优惠。如果你符合条件就可以享受。这样买 6 支总共可以拿到 14 支药，够你一年使用了。总费用 15 万不到。以前没有优惠时，一个疗程 35 万左右。（注：这是 2017 年药物未纳入医保的价格）

那有没有副作用？

很少。绝大多数病人都可以完成治疗。主要的副作用在心脏，有很少一部分病人因为心脏问题无法继续治疗。

我想想再决定。

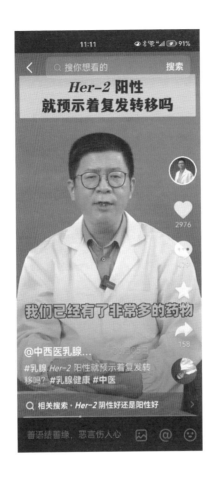

　　靶向治疗针对的目标，并非硬件的"靶子"，而是更多类似于软件。赫赛汀的研制成功，使得 Her-2 基因缺陷病人的生存率明显提高了。赫赛汀于 2017 年纳入国家医保，并于 2017年 12 月降价，基本成为病人能够承受的药物。而如今，赫赛汀、帕捷特（帕妥珠单抗）组合的双靶，将 Her-2 高表达的乳腺癌生存率又进一步提升。而小分子的药物奈拉替尼、吡咯替尼，Her-2 低表达的药物 DS-8201 等新药陆续问世，为Her-2 阳性的病人带来了更高的生存率、更长的生存时间。

昨天你把方子一换，我马上拉肚子了

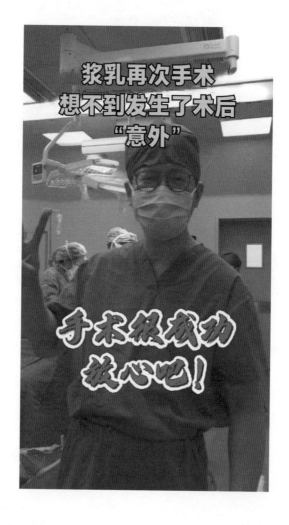

病人浆乳（浆细胞性乳腺炎），外院术后2个月，伤口没有长好，已经窦道化了。我采取切除窦道缝合，因为本身范围不大，之前就是敞开伤口的手术，再次敞开不值得。

病房

感觉怎样？

手术部位感觉很好，看来秦医生刀法不错。毕竟你是西医出身。

嗯？好像还有言下之意？

这个么，中药……你是"西学中"的对吧？

是的。

我就直说了噢！我中药一直是 C 主任开的，服用到现在一直很舒服。昨天你来查房，我本来想让你不要换药的，但是看到一大批学生跟着你，又不好意思说。

噢，你不舒服了？

原来 C 主任开的药方很好，昨天你方子一换，今天我一喝，马上就拉肚子了。

这么"灵"啊？不是其他的东西吃坏了吧？

肯定没有。我一直很注意的。也没有着凉，医院空调一直开着的。

我去拿一下查房记录本……喏，你也看一下。

原方 7 帖？你没有帮我换药？

其实，那天发现你服药情况很好，我根本没有更换药物啊！

……

这个故事发生在大概 15 年前了。

医疗很复杂。病由心生，心病要用心药医，自古以来就有很多的趣闻轶事。对医者而言，要走得更远，必须掌握一些病人心理。而对病人而言，信任是最为重要的，如果没有了信任，治疗的有效率就会大打折扣了。

目前，"半路出家"的我，已经在中西医结合的道路上驰骋二十年了。不排斥现代医学的病理、设备、药物，不放弃传统医学的整体观念、辨证论治，传承经验、创新发展，努力将现代医学和传统医学的诊疗思维、理念、技术融合在一起，为生病的"人"提供帮助。

可能是我没有找到"对的人"

1月23日下午 18:24

秦医生，我一定要找你看看。她们说你"中西医结合"。

1月23日下午 18:30

关键不在于中西医结合，在于我"实话实说"。

1月23日下午 18:33

我是三阴性乳腺癌，溃破了，目前在化疗。

1月23日下午 18:50

怎么会拖延到这么晚呢？

1月23日下午 18:54

去××地方，找了老中医治疗。结果耽误了。

1月23日下午 19:31

恶性肿瘤的诊治，还是现代医学更具优势吧。

1月23日下午 19:35

中医和西医各具优势吧？

1月23日下午 19:40

以乳腺癌说吧，单纯手术切除乳房，后续什么也不治疗，也有很多"治愈"的案例；但是假如不手术，除了极少数年纪大的幸运儿，疗效大多不好。如果用比例说话，纯中医治疗乳腺癌的结果叫"惨不忍睹"。好在主动选择"带瘤生存"的不多见。

秦大夫

1月23日下午 19:42

他们说，好的中医也很厉害。可能是我没有找到"对的人"。

1月23日下午 19:53

找到"对的人"，这个想法很好。只是，"对的人"数量有多少，他能诊治多少位"有缘人"？你想过没有？

1月23日下午 19:56

这又怎么说？

1月23日下午 19:58

如果"对的人"只需要用自己的"功力"就可以达到和手术、化疗、靶向等同样的疗效，那么，这人的"能量"在治疗过程中会损耗多少？他即便能量再高，又能承担（接受）多少位这样的病人？

1月23日下午 19:59

好像是不太现实。

1月23日下午 20:01

所以，我知道"对的人"的确存在，但只治疗"有缘人"，并不面向大众的。

1月23日下午 20:03

那我只能手术了是吧？不能中医治疗了？

1 月 23 日下午 20:12

你应该是中西医都需要的，在不同的时间节点，不同的安排。目前先化疗，使得肿瘤降期，选择合适的时间点手术，后续可以中医治疗维持改善身体状况……而不能纯粹靠中医药来主导"治疗"。

1 月 23 日下午 20:15

唉，为什么我没有缘分遇到"对的人"……

　　祖国医学博大精深，传承的是"道"，天人合一、辨证论治、同病异治、异病同治……然而在一代一代的传承中，"术"渐渐丢失了，有道无术怎么治疗疾病？现代医学在实体肿瘤的诊断治疗中，目前应该还是占据主导地位的。

纠结五：谁能救我

175

16

你相信我，我却不相信自己

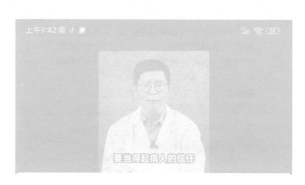

21 条评论

病人

我乳腺癌手术做好了，当地医生叫我化疗 4+4，靶向一年，考虑西药副作用比较大，我想能不能不做了，就跟着你吃中药？

2 天前 · 上海　回复 ♡ 1 ♡

乳腺专家秦悦农

这不行吧。

2 天前 · 上海　回复 ♡ 1 ♡

病人

我是很相信中医的。

2 天前 · 上海　回复 ♡ 1 ♡

乳腺专家秦悦农

我不相信的——是不相信自己。

2 天前 · 上海　回复 ♡ 1 ♡

病人

她们说你看得很好。

2 天前 · 上海　回复 ♡ 1 ♡

纠结？破结！听秦大夫『乳』此『话疗』

176

你很相信中医，那有没有找中医医生，直接要求不做手术？

2 天前 · 上海　回复

她们说手术还是要做的。

2 天前 · 上海　回复

"她们"是谁，"她们"什么都知道，你为什么不找"她们"直接治疗？

2 天前 · 上海　回复

都是小姐妹……

2 天前 · 上海　回复

你的乳腺癌类型叫"两阴一阳"，雌激素受体孕激素受体都阴性，Her-2 阳性，后续没有内分泌治疗，主要是依赖抗 Her-2 的靶向治疗，而靶向药物前阶段和化疗一起做，疗效才会更好，所以化疗 + 靶向是规范治疗。

2 天前 · 上海　回复

我就是担心，不知道能不能承受？

2 天前 · 上海　回复

你才 54 岁，又没有基础疾病，担心什么？

2 天前 · 上海　回复

21 条评论

病人
我是想，最好术后就转中医治疗。
2 天前 · 上海　回复　♡ 1

乳腺专家秦悦农
二十多年前，没有抗 *Her-2* 的靶向药物，这个类型的乳腺癌是最凶险的，复发率高，生存率低。虽然，当年我跟随陆德铭老师看诊，也有过一些中药策略的调整。
2 天前 · 上海　回复　♡ 1

病人
那，中医究竟行不行？
2 天前 · 上海　回复　♡ 1

乳腺专家秦悦农
现代医学的"诊疗指南"依赖"循证医学"，通过大样本给出的是"概率"，复发率多少，5 年和 10 年生存率多少。中医讲的是个体，对个体病人而言，要么成功——100%，要么失败——0%，不就是赌博了？
2 天前 · 上海　回复　♡ 1

病人
我就相信你。
2 天前 · 上海　回复　♡ 1

乳腺专家秦悦农
你说相信我，用相信中医（我的技术）赌你自己的生命；我说"不相信自己"，是无法承担你的赌注。
2 天前 · 上海　回复　♡ 1

她们说也有不做化疗，在你这里直接中医治疗的。

2 天前 · 上海　回复

年老体弱不能承受化疗，疾病程度轻不需要化疗
的，都有。还有一些主动放弃化疗直接来吃中药
的，但我是不会建议你放弃化疗和靶向治疗的。
你可以主动选择赌博，但我不会建议你赌博，这
是立场问题，你需要明白。如果有医生愿意陪你
赌，可以另请高明。

2 天前 · 上海　回复

那我考虑考虑……

2 天前 · 上海　回复

　　现代医学的发展日新月异，更多的药物被研制成功，使得
乳腺癌的生存率日益上升。现代医学依靠循证医学的数据制定
诊疗指南，循证医学的过程中，有很多的生命代价，如果放弃
指南的推荐，同样意味着对生命的不重视。

17

我今天算白来了

你晚期乳腺癌，没有转移，只是局部晚期。治疗都做了，今天来是想解决什么？

 就是手术医生还建议我可以双靶治疗。

那可以的呀，毕竟你是高危病人，且内分泌治疗不匹配。

 但是，我单靶已经用过了，医生讲双靶要用一起用……

是的。因为之前新药没有进入中国市场，现在有了，并且今年进入医保了。

 所以，我来问你呀，你说要用吗？

如果当初能拿到药，也不涉及费用的问题，你应该一开始就使用双靶治疗的。因为"药物不可及"的因素，遗留成为现在的问题。

 我想想第一个靶向药物已经用过了……

你信任你的主刀医生吗？

我对他非常放心，所以手术找他做的。

那他建议你双靶，你怎么不相信了？

我想换几家医院，听听其他医生的建议。

相信他，就听他的。我告诉你，恰巧因为特定的时期出现了"有争议"的部分，如果你找10位专家来评判，5比5，你怎么办？甚至7比3，一定是多数人的意见是正确的吗？

……

上述问题再次纠结一遍

你就是纠结了。你回不到从前，该发生的已经发生了。其实你可以这样想，如果新药没有研发成功，或者没有进入国内，或者你的经济情况不允许，不也就这样了。那你现在有新药可用，价格又下降了，不是好事情吗？

那中药可不可以代替双靶？我找你开中药来后续治疗。

中医辅助治疗可以，但是我没有依据说中药可以取代双靶的作用。

那我再问你，你说要不要做（双靶）？

纠结五：谁能救我

刚刚讲过了呀。我建议你听主刀医生的。

 我是问你的建议。

 我建议你听主刀医生的。我同意他的观点。

  ……

 中药要开吗?

 你说要做双靶,还开什么中药?我今天算白来了!

　　这是一个特定时间节点的故事。某一个阶段,新药问世且纳入医保,从治疗上来说有部分病人需要双靶强化治疗。

　　这也是一个经常发生的"常规性"的故事。门诊经常可以听到病人说"白来了","白来了"是指挂了号却没有拿药,或者说是病人认为"服务行业"的"服务生"没有满足她的愿望。中国医疗界是一个畸形的世界,非常不重视知识产权。所谓的"以药养医""以械养医"正是管理层长久以来对医疗技术不重视引起的。导致很多病人误认为,医疗咨询应该是免费的,而挂号花钱是因为要开药。

18 你说的都不行，再帮我想想办法 >>>

秦医生，我腰酸背痛，好像比原来厉害些。

你服用内分泌治疗药物，这个药物长期服用会骨质疏松的，需要补钙。

我不敢吃钙片，我有胆结石的。

钙片和胆结石没有相关性的，并不是吃钙片才得胆结石的呀。胆石症病人更应该关注的是饮食结构以及胆囊排空问题。

她们说，钙片吃了要生结石的。

⋯⋯那么，牛奶喝一点，老年人可以喝高钙牛奶。

她们说，乳腺癌病人不能喝牛奶的。

也是没有依据的事情呀。牛奶、豆浆，都不算禁忌食物的。

我不敢喝⋯⋯

纠结五：谁能救我

183

那么，小虾皮也行，连壳的那种，夏天么，紫菜虾皮汤、虾皮炒蛋、冬瓜虾皮，你多吃点吧。

虾皮是海里的，海货不敢吃。

海鲜根本不忌的。我们只禁忌雌激素相关的，比如胎盘、蛤士膜、蜂王浆等，还有建议减少饲料鸡，油炸食物等。

她们说海鲜是"发物"。

那么，芝麻补钙也可以的，夏天多吃点芝麻酱吧。

芝麻酱我也不敢吃，我生过胰腺炎，医生说油腻的东西少吃。

胰腺炎，倒是需要控制一下油腻油脂食物的。你是哪一年得的胰腺炎？

2011 年。

今年已经 2022 年了，中间 11 年都是好的？

都好的，后来没有发过。

11 年不发，稳定了，饮食可以逐步适应呀，禁忌太多影响营养状况的。

纠结？破结！听秦大夫『乳』此『话疗』

我不敢，她们说胰腺炎第二次发，要送命的。

好吧，那随你吧。

秦医生，你再帮我想想办法。

我还能有什么办法？吃钙片怕胆结石，小虾皮是海鲜是发物，牛奶要禁忌，吃芝麻酱怕胰腺炎……你把每条路都堵死了，然后让我帮你再想办法？呵呵，另请高明吧……

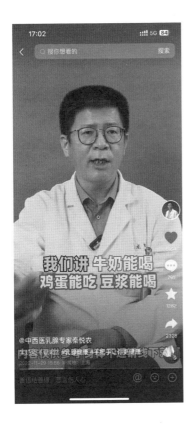

病人自己先把每一条路都堵死，然后再来寻求帮助，其实最终什么也没有解决。病人"认知"太多且固定。医生只能安慰自己"该做的努力已经都做过了"。或许很多时候，医生能做的就是"只问耕耘，不问收获"。

微创贵，肯定要好一些吧，
怎么还复发了？

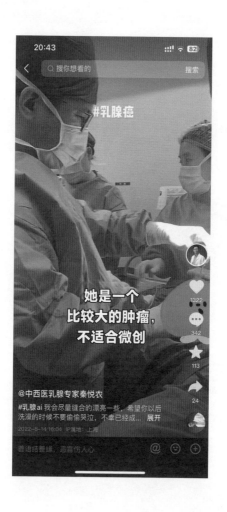

　　微创其实真正意义上是一种"活检"，针对体积较小的良性肿块，微创手术或许有优势，但是微创手术的指征必须严格掌握。

医生，我在当地医院已经手术过了，现在又长出来了。请你帮我看看。

左乳肿块不小了啊。看你以前的报告：术前彩超提示肿块直径超过 4 厘米，怎么最终做的微创手术？

我想要切口小一点么。然后医生告诉我，微创就是"贵"，我想贵的么肯定要好一些吧。

你的肿块大，深部已经压迫胸大肌了，不适合微创手术啊！术后医生和你聊过病理诊断吗？

我也不知道啊。医生就告诉我，微创手术要多花4 000 多元。病理么，医生简单说过，我们也听不懂，只记得说要定期复查。

你是叶状肿瘤，本身就是风险较高的疾病。

不是纤维腺瘤啊？我一直以为是纤维腺瘤啊？叶状肿瘤是什么？

叶状肿瘤是"自成一派"的肿瘤，分为良性、恶性，以及交界性叶状肿瘤。恶性叶状肿瘤和其他恶性肿瘤一样，也可以出现转移、致命的。交界性叶状肿瘤非常容易复发。即便是良性叶状肿瘤，和纤维腺瘤相比，也是更容易出现复发。主要是叶状肿瘤边界欠清晰，不容易切干净。

那我怎么办？

你的肿瘤比较大，本身不适合微创。因为微创是追求"相对"切干净，"绝对"会有残留的。而你的病理诊断是叶状肿瘤，也不适合微创手术的。目前的诊断是叶状肿瘤复发，需要再次手术。只能传统手术。

是要切除乳房吗？如果是恶性的，还需要化疗放疗吗？

手术是将肿瘤切除，如果病理报告认为是恶性叶状肿瘤，需要切除乳房；如果是交界性叶状肿瘤或者良性叶状肿瘤，只需要局部切干净就可以了，就是达到没有残留的目的。如果是恶性叶状肿瘤，比较特殊，因为化疗放疗都不敏感，也就是说化疗放疗对它没啥效果，所以，切除乳房的更常见。也有很少部分选择保乳的，局部切干净，但外观不一定很好。

　　手术后，病人的病理切片报告为"恶性叶状肿瘤"，最终完成乳房切除手术。

纠结六：

孕育之险

生不生？

变"坏"？

疼痛？

哺乳？

开奶？

断奶？

生不生？

疼痛？

变"坏"？

疼痛？

断奶？

1

怀孕期间，纤维腺瘤变"不好"了？ >>>

我乳房上有个纤维腺瘤，时间蛮长了。

体检感觉有点大，做过彩超吗？

这是在 H 医院做过的报告，说纤维腺瘤可能性大。

这张报告是一年前的？按目前体检，我觉得需要手术的。

可是，我怀孕了。纤维腺瘤一定要做手术吗？

谁确定是纤维腺瘤？

不是报告上说纤维腺瘤吗？那还会是什么？

只是可能啊，都有可能啊。

那，我该怎么办？我现在怀孕两个月了啊。

孕前做过乳房检查吗？

没有。

如果孕前发现这个肿块，我肯定建议先手术的。目前已经怀孕了，倒是有点尴尬。毕竟代价有点大了。但是根据我的经验，肿块有点危险的。怀孕了，钼靶一般不做，先做个彩超吧。

和一年前相比，肿块长大了，并且"未见包膜""边界欠清""周围见血流信号"。所以，我建议穿刺。

为啥要穿刺？

病理诊断才是"金标准"啊。如果穿刺结果是良性的，就留着，继续怀孕。如果穿刺结果是恶性的，还是先流产再手术吧。一切以病理诊断为准。希望你好运。

病人接受了彩超定位下空心针穿刺手术，病理诊断为乳腺浸润性癌。无奈接受流产，然后进行乳腺癌规范治疗。

再次强调，影像学检查并非最终诊断。而对于貌似纤维腺瘤的乳房肿块而言，孕前手术是最佳的时机。等已经怀孕了再治疗，毕竟代价太大。

2

起效要快，但不要西药

>>>

女儿产后一个月，反复奶结，医生你帮她回奶算了。

建议西药加中药。中西结合治疗，效果较快。

西药我们不用，有后遗症的。

你女儿产后一月，泌乳素高，加溴隐亭更好。

西药有副作用的，不用。

服用溴隐停时，怀上的小孩都可以要，说明药物十分安全……

单用中药行不行？

或许时间上需要较长一些。

噢，可是我乳房很胀，希望快一些。

我们要快，但不要西药……

泡饭你说没营养，匹萨你说太油腻。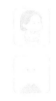

妈，你说吧，我不管了。

再考虑考虑吧。

西医和中医，本来各有优势，但理性的群众很少，更多见的是"站队"。如果脑中一直被不实信息占据，怎么说也是一种悲哀。

3

我一定要让老二喝上母乳

>>>

医生，我产后一周，我想多点奶水。我 37 岁了，二胎，剖宫产的。

超过 35 岁，本身气血可能不足。又是剖宫产，喂奶是有点困难的。

老大喝了一年母乳，老二当然不能吃亏的。

老大老二要公平，那是你美好的愿望。只是年龄不饶人啊。我尽力而为吧。现在奶水怎样？

奶水很少，宝宝不够吃。

顺产时，胎儿挤压产道，会使得泌乳素（催乳素）升高，相对开奶比较快。而剖宫产等于走了"捷径"，产道未受压，泌乳素分泌慢呀。

要怎样才能有帮助？

一是时间本身有帮助，二是多让宝宝吮吸乳头，刺激刺激。

他吃不到，嗷嗷大哭。

吃不到，也要让他吃。多刺激会有好处的。

我想吃点猪爪汤，可以吗？

太早了。开奶时要记住，先疏通乳腺导管，后增加乳汁量才行。如果先催乳，但是乳腺导管还没有疏通，会使得奶水淤积，导致乳腺炎的机会增加。产妇汤水应该先清淡后营养，推荐的次序是：西红柿土豆汤、丝瓜蛋汤、鲫鱼通草汤、花生猪爪汤。

那我让开奶师来"开奶"行不行？

可以的。但是一定要找有经验的开奶师。乳房的疏通按摩力量有讲究，太轻没有用，太重容易导致乳腺导管损伤，更不行。你要记住，乳房按摩可能会有点痛，但是剧烈的疼痛就可能是损伤乳腺导管了。这中间的尺度，还和每个人的痛阈有关。所以，需要有经验的开奶师。

哦。

我帮你开些开奶的中药，再配合你的开奶师。

中药会影响哺乳吗？

我帮你配的药物是安全的，主要是补益气血，再加疏通乳腺导管，你放心喝好了，不会影响哺育宝宝的。

开放二孩政策以后，"高龄"产妇明显多了起来。至于哺乳这一块，还真的只能顺其自然，不能都和第一胎对照。

4　老法不是讲，月子里不可以出去的吗？

>>>

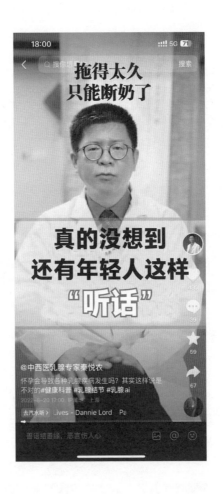

不管是门诊还是网络上，有时候病人真让人蛮崩溃的。很多病人没有逻辑，只有自己听来的"结论"。我有时候在想，是不是国内的教育出现了问题，从小开始就是"灌输"思想，久而久之，自己的思考能力没有了。

纠结？破结！听秦大夫『乳』此『话疗』

共 52 条评论　　　　　✕

我刚刚出月子就得乳腺炎了。我 36 岁，是初产，剖宫产。12-28 吉林

三项都是不利的因素，高龄产妇（大于 35 岁）、初产、剖宫产，都不利于自行哺乳啊。你发过热吗？ 12-28 上海

产后一周不到就开始发热，最高到 39.8℃，乳房一直不通畅。12-28 吉林

为什么不早点去医院看？ 12-28 上海

老法不是讲，月子里不可以出去的吗？
12-28 吉林

那你牙齿刷不刷？头发洗不洗？ 12-28 上海

刷牙洗头是都做的，那是忍不住的。12-28 吉林

纠结六：孕育之险

共 52 条评论 ✕

乳腺专家秦悦农
那不就是了，现代社会，总归还是要适应的。还是去医院检查一下，如果乳汁淤积，结块已经很大了，乳腺导管都堵塞了，再哺乳的可能性不大了，可以考虑断奶。12-28 上海

病人
要断奶啊？但是应该先疏通了再断对不对？
12-28 吉林

乳腺专家秦悦农
因为无法疏通了，才叫你断奶。如果能够疏通，何必断奶？ 12-28 上海

病人
可是，听说现在奶水堵着，立即断了会有后遗症？ 12-28 吉林

乳腺专家秦悦农
不能疏通了，你不想断也不行啊。你不主动断，疏通不了的结果还是断，但是炎症机会却增大了。12-28 上海

病人
那怎么个断法？ 12-28 吉林

乳腺专家秦悦农
服药，降低泌乳素水平，减少奶水的生产；外敷中药，吸收水分，减轻乳房充盈不适。
12-28 上海

有话要说，快来评论 @ ☺ 🖼

共 52 条评论　　　　　　✕

到底会不会留后遗症？ 12-28 吉林

如果结块不能吸收掉，如果有较多的残留乳汁，少部分人有可能形成积乳囊肿的，有些最终需要穿刺或者手术。12-28 上海

啊……好担心啊！ 12-28 吉林

该做的、能做的都做到，然后就看运气了。祝你好运。12-28 上海

5

按摩师叫我"排残乳"，以后不得癌

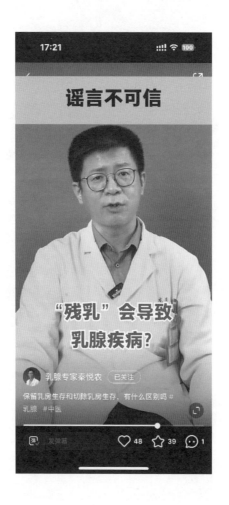

　　近年，来问"排残乳"的女性越来越多。其实，如果用力按摩乳房，出现很少量的奶水样液体，可以算作一种生理现象，根本不必担心的。但是，需要完成检查，以免是病理性的因素引起。

医生，我乳头有奶水出来。两边都有的。有点像奶水，就是比较黏。我小孩已经 4 岁了。

以前发现过乳头溢液吗？

从来没有。昨天是去美容院做了乳腺按摩，结果发现出水了。

确认一下，你自己以往从来没有发现过？

是的，从来没过。昨天的按摩师手法有点重，结果出水了。要紧吗？

多半是不要紧的。可以先做做检查，乳房的彩超，再化验性激素 6 项指标看看。

按摩师讲这是"残乳"，留在身体里不好的，要我去排残乳。

排残乳？没有必要的。

按摩师说"残乳"留在身体里，以后要得乳腺癌的。被她讲得吓死了。

没有依据，胡说八道。乳房由小叶和导管组成，小叶产生乳汁，导管输送乳汁。正常情况下，乳房生理状态下有极少量液体的，就像鼻腔有水分一样的。而乳头上有十几二十个开孔，是和外界相通的，所以，乳房产生的极少量的水分会这样排出体外。有时候导管里积存了一些液体，被手法按摩挤压出来也很正常的。

 那会不会以后诱发乳腺癌呢？

这是两码事儿啊。换一句话说，你越去排残乳，乳汁产生就越多。因为乳腺是压力感受反馈，剧烈的按摩本身会使得奶水产生过多。所以才说没有必要排残乳。不要说挤压，有时候乳房皮肤带状疱疹的刺激，就可以出现乳头溢液的。

 可是……

可是，按摩师叫你排对不对？你要想啊，你去排"残乳"了，按摩师才每次有活儿干。她是做这业务的啊。我站在医生的角度告诉你，不必排残乳，但是需要完善检查。我帮你开了两项检查，一项是乳房彩超，还有一项是性激素 6 项的化验。做完拿到报告直接来找我看。

6

找了十几个医生了，我不要手术啊

门　诊

我乳腺炎，来复诊。服药后肿块明显缩小了，皮肤也不红了，疼痛也减轻了。彩超刚刚做好，请你看看。

报告"左乳晕下方弱回声区约 35mm × 30mm × 20mm，考虑脓肿"。经过两周的药物治疗，乳腺脓肿形成，非常有效，我觉得可以安排手术了。

还要手术啊？我不想手术啊!

切开排脓小手术，把脓液放出来就可以了。已经成熟的脓液，是不会再被吸收的。

反正我不要手术。你再想想其他办法?

要么你有"月光宝盒"，咒语我倒是记得的——波耶波罗蜜!

月光宝盒? 医生你取笑我?

不是取笑你，只是想告诉你，已经回不到从前了，成熟的脓液是无法吸收的。如果不手术，一是身体抵抗力差时继发感染，炎症继续加重。二是脓肿自己找到出路，溃破皮肤出来。

那我等它自己出来行不行？

行是行，但我还是建议手术。因为医生主动切开的口子比较整齐，并且目前可以做在乳晕线上，以后愈合了瘢痕最不明显。而脓肿自己找到的口子未必整齐，最终瘢痕无法预测。

你就听秦医生的吧。

切开后会怎样处理？

冲洗换药，引流，如果运气好，长好就好了呀。

会不会再手术？网上说这病术后复发的很多呀。

上次不是已经和你解释过了，第一目前没有统一的方法，第二走一步看一步。我只是给出目前阶段我认为最好的治疗方案，最终你决定。毕竟，良性疾病也不致命。

她就是一直拒绝手术，我是觉得该做的就做。

　　病人接受手术，非常幸运，是简单的脓腔，冲洗引流换药，很快痊愈。病人家属后来告诉我，他们找了十多位医生，最终选择了我。这也是缘分吧。其实我并没有十足把握，的确不是每一个病人都可以获得这样理想转归的，只能说这方法对她合适。对于复杂的疾病，医生是用自身的经验在尝试，有效则继续，无效则更改方案。这时候医患之间的信任和配合就尤为重要了。

我想哺乳的，我不要手术

左乳肿块，直径 1.5 厘米，考虑纤维腺瘤可能性最大，以前有没有？

好像已经一年了，没有明显长大。

长大不明显，可以观察的。有怀孕计划吗？如果想怀孕，孕前手术安全。

我下半年想怀孕，能不能不手术？

我是建议手术的。

为什么？

你能明确是纤维腺瘤吗？

B 超也说了是纤维腺瘤呀？

B 超报告单最下面一行字："本报告仅供临床医生参考"，看到吗？就是告诉你，写的"纤维腺瘤"诊断仅供参考。会遇到病理报告与影像学诊断不一致的时候，影像学诊断准确率 85% ~ 90%。

能不能明确呢？

 可以的，要么穿刺，要么手术。

 那我穿刺行不行？

 穿刺如果明确是良性的，不手术，留着观察当然是可以的。但是孕期激素水平变化大，纤维腺瘤容易长大啊。

 那手术会不会损伤乳腺导管，会不会影响哺乳？

 手术多多少少会损伤到乳腺导管，肿块越大、肿块越靠近乳头乳晕，导管影响越大；肿块越小、越是远离乳头乳晕，术后影响越小。

 我想哺乳的，我不手术。

 你要知道，如果纤维腺瘤孕期长大了，压迫乳腺导管了，也是无法哺乳的。其实你的肿块不大，手术范围不大，创伤小，并没有破坏哺乳功能啊。我再跟你分析分析。不手术，先要明确是良性的，要做穿刺，然后才能怀孕。在孕期，你很幸运纤维腺瘤没有长大，就可以避免手术。但是，孕前的一个小手术，对你并没有多大伤害。

 我再想想……

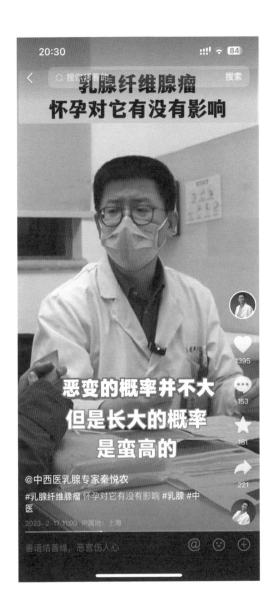

行医者，需要将真实的情况告诉病人。医生可以给出建议，但是并不能代替病人作出决定。我给予病人充分的知情权，并且给予完全的选择权。

我化疗放疗都做好了，能不能怀孕了？

>>>

秦大夫

5月27日 12:26

医生，我乳腺癌术后，化疗放疗都已经做好了，能不能怀孕？

5月27日 13:24

你算比较早期的乳腺癌，年轻，21 基因中危，做了 4 次化疗，保乳手术后做了放疗，你的类型是内分泌治疗有效的，后续还需要内分泌治疗的。

5月27日 13:25

我能不能不做了，能不能怀孕？

5月27日 13:30

乳腺癌病人，并没有被剥夺做妈妈的权利。我的很多个病人，都是后来生育了小孩的。生双胞胎的也有，生二胎的也有。

5月27日 13:34

那我能不能啊？

5月27日 13:40

我觉得太早了一些，毕竟你属于中危，理论上要内分泌治疗 5 年。

5月27日 13:42

我觉得 5 年太久了，年纪大了再生育太辛苦。

纠结？破结！听秦大夫『乳』此『话疗』

做一个健康的妈妈很重要啊！你 30 岁，年纪还小。

5 月 27 日 13:51

那一定要等到 35 岁以后？

5 月 27 日 15:20

那倒也不一定，假如复发风险是高危，我一般建议 5 年正规治疗；你算中危，我会建议至少关注前面最高风险的 3 年。

5 月 27 日 15:25

你建议的过程怎样？

5 月 27 日 15:33

比如我一个病人，三阳性的，也是我帮她做了保乳手术，然后化疗、靶向、放疗，再然后内分泌治疗，5 年不到评估了一下，停止内分泌治疗，中医调理滋补肝肾，后来自然怀孕生育，好的一侧乳房还能正常哺乳，放疗的一侧奶水比较少。

5 月 27 日 15:35

我不是三阳性吧？

5 月 27 日 15:42

对，你是两阳一阴，所以不用靶向治疗。我觉得前面三年的风险比较高，正规治疗更合适。

乳腺癌综合治疗，除了看分期，更重视类型，就是根据免疫组化指标的分型。

目前的乳腺癌免疫组化指标主要看 ER、PR、*Her-2*，更多情况下 ER 和 PR 是同步的，所以把 ER/PR 和 *Her-2* 全部阳性称作"三阳性"乳腺癌，把 ER/PR 和 *Her-2* 全部阴性称作"三阴性"乳腺癌，把 ER/PR 阳性而 *Her-2* 阴性称作"两阳一阴"乳腺癌，把 ER/PR 阴性和 *Her-2* 阳性称作"两阴一阳"乳腺癌。

一般而言，ER/PR 阳性需要内分泌治疗，*Her-2* 阳性需要基因靶向治疗。更为复杂的比如 ER 和 PR 不一致的情况，以及数值高低的问题，请专业医生把关。

我想等生育以后一起手术吧

4:30

秦大夫

3 月 6 日 8:26

纤维腺瘤会不会恶变？

3 月 6 日 9:50

纤维腺瘤恶变的概率应该很小。

3 月 6 日 9:53

上次我的小姐妹也是去开纤维腺瘤，开出来却说是乳腺癌，后来整个乳房切除了。我想想就害怕。

3 月 6 日 10:24

按纤维腺瘤手术，病理却发现是乳腺癌，更多情况是术前的误诊误判，而不是恶变的。我们称之为"伪装成良性肿瘤的乳腺癌"。

3 月 6 日 10:30

我 B 超、钼靶、磁共振都做了，没有恶性表现，是否就安全了？

3 月 6 日 10:35

影像学检查都只是参考，没有一项是诊断准确率超过 95％的。所以，医生不会说百分之百的保证。目前诊断的"金标准"是病理学。要取得病理诊断，要么手术，要么穿刺。

3 月 6 日 10:38

那么，我的纤维腺瘤大小 1.5 厘米，你建议手术吗？

3 月 6 日 10:40

目前观察也可以的。但是，两种情况建议手术。一是观察过程中发现肿块快速长大，直径超过 2 厘米的就可以考虑手术了，如果 3 厘米以上，无论良恶性，我都肯定建议手术。二是如果打算怀孕生育，建议怀孕前手术切除，因为怀孕期间激素水平变化大，肿块容易生长。

3 月 6 日 10:47

如果一定要手术，我想等小孩生好了，喂完奶，然后安安心心接受手术。那样不是更好吗？

3 月 6 日 10:55

你没有理解嘛？纤维腺瘤良性的，不致命，但是有可能长大，而怀孕期间孕妇激素水平变化大，纤维腺瘤长大的速度较快。我碰到过从孕前直径 1.8 厘米长到怀孕 8 个月时 8 厘米的。带瘤怀孕的，在孕期长大到 6 厘米以上来就诊的，并非一个两个。风险最大的时间段恰恰是妊娠期呀！

3 月 6 日 11:01

要手术啊？好可怕啊！让我考虑考虑啊！

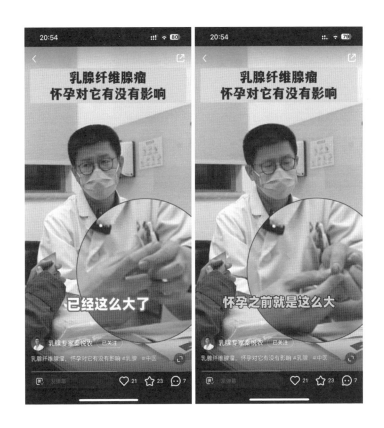

良性肿瘤，比如纤维腺瘤、脂肪瘤，都算肿瘤。良性肿瘤不致命，但是有可能慢慢长大。药物无法消除，要去除，唯有手术。很多病人会问：中药也不能消除吗？是的，中药也不能消除，或者说是我没有本事消除纤维腺瘤。你可以另请高明。

有病人又会问了：你的意思是纤维腺瘤必须手术？我的意思是，良性疾病不致命，也可以选择"和平共处"。但是有些纤维腺瘤会越长越大，影响外观，我就做过直径13厘米（不是毫米）的纤维腺瘤。你想想，这样大小的肿块长在身上，乳房外观会怎样？切除后，乳房外观又会怎样？

纠结七：

吃点啥好

发物？

保健品？

中药？

秘方？

偏方？

忌口？

保健品？

中药？

医生说想吃啥吃啥，我肯定晚期了

病房

医生，我要化疗吗？

你疾病很早期，原位癌，不需要化疗的。

那么，放疗呢？

你也不需要放疗的。

要吃什么药吗？

你不需要的。

我看有些病人手术以后吃 5 年什么激素药的。

内分泌治疗吧，你也不需要的。你的激素受体指标都
是阴性，内分泌治疗没有意义的。

我算恢复蛮好的吧？

是呀，你恢复很好的，腋下淋巴结没有手术，只切除
了乳房，创伤不大。

纠结？破结！听秦大夫『乳』此『话疗』

那我需要什么忌口吗？

没有什么特别的。腌制食品少吃，香烟老酒控制点，胎盘、燕窝等保健品不要吃，其他食物真没有什么特别忌口的。

我听别人说，生这种病，很多东西不能吃，牛奶、鸡蛋、海鲜、牛羊肉、豆制品……

不用那么紧张的，建议饲养的鸡尽量不吃，红肉（指牛羊肉）少吃，牛奶、海鲜、鸡蛋、豆浆豆制品我们都不忌口的。你想吃啥吃啥。

那我可以出去走走吗？比如旅游。

可以的。只要你觉得体力跟得上，想到哪里去就到哪里去。放松点。

……

当天晚上，病人女儿来电

秦医生，我妈妈出问题了。她说医生让她什么药也不用吃，也不用忌口，想吃啥吃啥，想去哪里玩就去哪里玩。这就是疾病"不治"了。

你妈妈是原位癌，早早期的乳腺癌。不需要其他治疗的。

我是知道的，但是她"抑郁"了。

好吧，明天来医院，我再好好解释一下。

　　后来，病人来医院，但是听不进我的任何解释，因为病人秉承的信念是"医生总是要安慰（哄骗）病人的"。最终，感谢对面的"600号"——上海市精神卫生中心的专业医生，帮忙解决了这个病例。

　　真实的案例教育了我，和病人的交流很重要。针对病情很严重的病人谈话需要安慰，而针对病情很轻的病人也不可以显得无所谓。

反正我不吃，安全第一

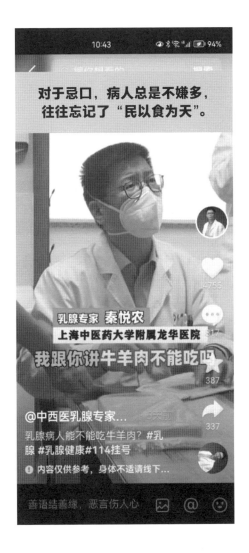

什么食物会导致复发？只有我想不到，没有病人想不到的。而我观察到，有几样东西是复发病人都"吃"的……

我乳腺癌术后，需要忌什么口？

忌人工养殖的鸡、甲鱼……

保健品中，忌蜂王浆、胎盘、哈士蟆……

 那么食物呢？

忌人工养殖的鸡、甲鱼……

 那鸡蛋呢？

鸡蛋可以吃，不忌的。

 鸡蛋是鸡生的，我还是不吃吧。

那蛋糕、蛋卷、面包，有鸡蛋成分的，你吃不吃呢？

 呃……书上说"红肉"，就是牛羊肉不能吃？

我跟你讲牛羊肉不能吃吗？

 没有。

是说不宜过量，要控制。

还有，她们说海鲜不能吃。听说是"发物"，吃了容易复发。

发物？传统的发物并没有明确定义的。

反正我不吃，安全第一。

张三李四王五说的加起来，估计你没啥可吃的了。

还有啥食物会引起复发？

我观察到的每一位乳腺癌复发病人，都是吃饭的、喝水的、呼吸空气的……

……

3

我想不化疗了，
就一直吃灵芝扶正抗癌吧

>>>

病 房

刚刚 × × 医生告诉我病理报告结果了，说我淋巴结有转移了，还要化疗啊？我不想做，听说化疗很吓人，要人命的。

没有你听说的这么可怕。我们病房里的化疗病人不都是好好的吗？

我不想做。听说灵芝可以提高机体免疫力，我天天吃灵芝好了，免疫力好了不是可以防止肿瘤复发吗？

灵芝的确是被认为有一定的保健功效，但是单纯靠灵芝来抵抗肿瘤，我觉得不是很靠谱啊。毕竟没有大样本的数据可以说明这一切。

那化疗很靠谱吗？很多人化疗了仍然复发了啊？

乳腺癌的化疗还是意义很大的。和肝癌、肺癌、胃癌相比较，乳腺癌的化疗有效率明显高很多。比如，针对局部晚期的乳腺癌病人的术前化疗，施行以来，我们可以看到肿瘤一圈一圈缩小，甚至有些病人的肿瘤完全看不到。这是有数据可考的。

但是，化疗很伤人的。

我觉得，你在化疗期间辅助用些灵芝或者灵芝孢子粉都是可以的，但是千万不要把灵芝当作主打产品啊！

我的小姐妹也是乳腺癌，就是没有化疗，术后一直吃灵芝，一直蛮好。

这个呢，我真的无法点评。第一，你小姐妹的乳腺癌是否需要化疗我并不知道，有些很早期的，或者类型很好的乳腺癌本身不需要化疗。第二，即便是你的小姐妹需要化疗却没有化疗，最终也很好，但个案不说明问题。综合分析你的疾病，做化疗是利大于弊啊。

看到化疗，我就是有点怕。

我是觉得，你押宝押在灵芝上，不够靠谱，还是建议押在正规治疗上吧。

不是说灵芝是无毒的化疗吗？

呵呵，这是噱头吧。化疗的概念是通过化学药物，杀灭或者减少恶性肿瘤细胞。显然灵芝不是这样的功效啊！化疗药物是直接杀灭肿瘤细胞。保健品的理念是提升机体免疫力，然后免疫力上升了再抵抗肿瘤发生发展，完全两个概念的事情啊！

谈化疗色变的病人还是颇有一批的，需要纠正的概念是，现在化疗的药物进步很大，副作用减小了。其次是，辅助性的用药更多了，减少消化道反应的药物、提升白细胞的、保护心脏的药物等，都较以前多了很多。所以，化疗并没有想象中那么可怕。

4

我天天用蒲公英泡水喝行不行？

01-10 11:40

我乳腺增生伴小结节，医生说定期复查就可以了，可我还是想吃点药消除它。

01-10 12:30

靠药物消除结节意义不大的。

01-10 12:35

我不放心啊，总是消除了才放心的。

01-10 13:15

关键是药物未必能消除它。而"是药三分毒"，综合来说，长期服药未必有利啊。我觉得还是保持好的生活习惯，定期复查最为重要。

01-10 13:18

那小结节会不会变癌？

01-10 13:25

从比例上说，很小部分的乳房小结节最终可能会发展成乳腺癌。但是，医生并不能确定谁会变，谁不会变，所以，只有建议所有的病人定期复查。

你为什么想喝蒲公英茶？

第一，蒲公英是一味中药，主要作用是清热解毒，我们经常在乳腺炎症中使用，比如急性乳腺炎，浆细胞性乳腺炎。第二，从来没有证据说长期喝蒲公英水就可以预防乳腺癌。

蒲公英如果可以预防乳腺癌，那事情就简单了。但是乳腺癌的形成，是一个复杂的综合因素，目前并没有能确定病因，所以，主要的措施是"早发现、早诊断、早治疗"。

纠结七：吃点啥好

每个女性都想预防乳腺癌，而各地都有所谓的"偏方"，比如这个病人听说了蒲公英泡茶，那个病人介绍藤梨根（猕猴桃根），还有病人说红豆杉很好。虽然说紫杉醇是从红豆杉树提取出来的，但是并没有证据说红豆杉杯子长期泡水就可以预防肿瘤。

预防肿瘤的发生是我们的美好愿望，但是，目前阶段还没有确切的防癌药物、防癌饮食。保健品或者民间传说的抗癌食物，心理安慰作用更大些。

大上海病人怎么都在吃"发物"？

病 房

秦医生，我发现一个奇怪的事情。照理说这里是"大上海"，发达的地区，为什么医学常识还不如我们乡村的（病人来自内蒙古）？我来住院一周了，发现很多病人手术后在喝黑鱼汤。

是的，黑鱼是本地老百姓眼中的"收伤口（促进伤口愈合）"食物。

她们是病人，你是医生也不明白吗？我们那里的老中医说的，河鱼都是发物啊！

哈哈，"发物"，这概念最为神奇。各地有各地的"发物"，上海更多时候把"海鲜"当作发物；内地没有海更没有海鲜，但是内地也必须有"发物"，于是河鱼就是"发物"了。

这是什么意思？

"发物"的定义是什么？最不明确了吧，其实很多（食物）是被猜测与疾病的"复发"有关。但是真正能证明有因果关系吗？未必！很多时候是医生（尤其是有经验的老医生）的主观猜测。长期以来"以讹传讹"，病人抱着宁可信其有不可信其无的态度，一代一代流传至今。

纠结七：吃点啥好

227

……按你说的，各地"发物"不统一，各位专家教授眼中的"发物"各不相同，那我该怎么办呢？

看心态啊。比如说，你脑中的河鱼是发物，在上海病人眼中恰恰相反，她们把黑鱼汤、鲫鱼汤都作为营养食品对待。你不敢接受，就按你的生活习惯好了。一代代的流传不就是因为传统习惯吗？如果不是现代资讯发达、交通发达，你没来上海治病，又怎么会看到河鱼被区别对待啊？

那么，海鱼呢？

海鱼也是被"冤枉"的呀，日本和英国的都是岛国，海鱼多于河鱼，他们都没有把海鲜作为发物啊。

那么究竟什么是发物，还要不要忌口？

已经证实对肿瘤防治不利的，第一条，抽烟酗酒；第二条，过多的腌制食品；第三条，霉变的（花生）、发芽的（土豆）等可能有致癌因素。就乳腺癌而言，还要注意是否会增加体内雌激素，提高雌激素被认为对乳腺癌不利。比如保健品中胎盘、燕窝、哈士蟆；食物中养殖的鸡、甲鱼等，或许存在不利因素。其他的么，目前没有充分的证据，看个人心态。

　　恶性肿瘤的发病原因非常复杂，遗传因素、环境因素，以及生活习惯，生活习惯又包括作息、饮食、情绪、锻炼等。综合因素导致了疾病，真正的原因现代医学讲不清道不明。但是，老百姓的心目中必须有一样"假想敌"，这就形成了"发物"。

我已经都吃全素了，怎么还血脂高？

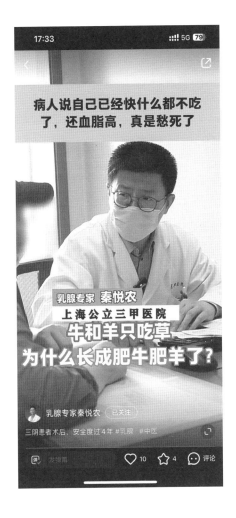

在饮食方面，以讹传讹的"误区"不胜枚举。"好心人"时时刻刻提醒着病人，不要吃这吃那，但是大多为坊间误传。

秦医生，我复查好了，帮我看看指标。

你是不是吃得很素？

你怎么知道？

指标告诉我的呀。

我血脂高呀，什么都不吃了，还血脂高，真的愁死了。

愁死？还不是你自己饮食的问题？

我很注意了，我已经吃得很清淡了。

好吧。我问你，牛和羊，吃荤还是吃素？

应该是吃素的吧。

那为什么后来变成肥牛和肥羊了呢？

不知道呀。

看看哦，恐龙、大象、河马，都是吃素的，都长得肥肥壮壮。

......

再看看，狮子、老虎、狼，都是只吃荤，却没有很肥的吧。

那是为什么呢？

因为这些吃肉的运动量特别大啊。

那是食草动物和食肉动物，本身就不一样的吧。

也有一样的地方。那就是，无论你吃荤还是吃素，最终经过消化系统的工作以后，都会转变成蛋白质、脂肪、碳水化合物等。如果能量过多了，都会变成脂肪储藏起来。

那么，人们减肥为什么都去吃素呢？

以讹传讹罢了，没有肯定效果的。体重的增加或者减少，主要还是看能量。摄取多消耗少，日积月累肯定变胖；摄取少消耗多，天长日久必然变瘦。

我上次讲血脂高，××医生还建议我少吃荤菜呢。

呃……你还是听我的吧。

7

她和我一样的病，
你为什么叫她不要吃牛羊肉？

>>>

秦医生，乳腺癌病人有啥忌口吗？牛奶、鸡蛋可以吃吗？

可以的。

牛羊肉、三文鱼……

喏，这是我"好大夫网站"的二维码（略），自己扫码去找文章，找不到文章可以发留言给我，我有空会回复你的。门诊，实在没有时间一一回答。

你的文章我都看过了，但是，刚刚我听到你和我"病友"讲牛羊肉不能吃。

我和你讲过牛羊肉不能吃吗？

没有。

常规的饮食忌口，你看我的文章就可以了。特殊的情况下，我们是"点对点"关照的。

这个"病友"和我一样的毛病。而且都是"三阴性"的……

我们对饮食忌口是看个体情况的呀。有些病人肾功能有问题，我们建议低盐，控制蛋白质总量；有些病人甲状腺有问题，我们控制碘的摄入量，所以建议少吃碘含量高的海产品；有些病人尿酸高，我们控制鱼啊肉啊煮出来的荤汤以及菌菇类……这些饮食忌口都是"点对点"关照的呀。

我想我和她是"病友"么。

病友、病友，我最"恨"你们这种病友间不负责任的交流。病友同病相怜，应该互相鼓励，一起努力和疾病作斗争，而不是"以讹传讹"来浪费医生的时间。

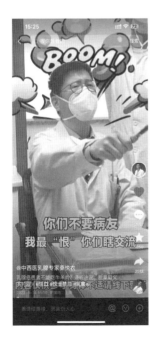

同病相怜的病人非常喜欢交流治疗经验与心得，尤其是饮食习惯，大概是因为饮食比较容易学。有资深的乳腺癌治愈病人告诉我，她的朋友中假如有新患乳腺癌的，上门讨教治疗心得时最喜欢看她冰箱里的食物，似乎吃了同样的食物就可以获得同样的治愈。

8

我听说一个病人吃了韭菜，乳腺癌复发了

>>>

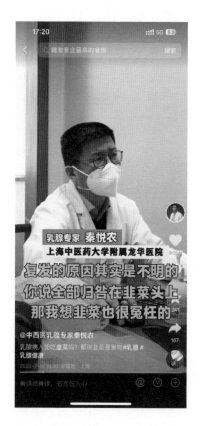

乳腺癌的发病原因并不明确，一般而言，认为是由遗传因素、环境因素、生活习惯等共同影响的综合性因素。然而，遗传基因受之于父母，目前尚无改变的技术，环境因素也非个人力量能扭转，因此只有在生活习惯上努力。生活习惯上，作息、情绪、饮食、运动、性生活等因素都或多或少会影响到机体内分泌，而绝大多数乳腺癌恰恰是受内分泌影响的。对老百姓而言，最容易"掌握"的是饮食，于是，道听途说、以讹传讹的抗癌或促癌食物故事便在坊间流传开来……

医生，肿瘤病人是不是不能吃韭菜、葱姜、大蒜这样的"发物"？ 07-16 江苏

你认为什么叫"发物"？ 07-16 上海

发物，就是引起肿瘤复发的食物呀！ 07-16 江苏

其实，"发"，的确可以理解为诱发、引发疾病，但是，"发物"其实是看疾病的，并不是一概而论的。07-16 上海

我听说韭菜、葱姜、大蒜是"发物"？
07-16 江苏

"发物"品种很多的。假如皮肤科医生看到一个荨麻疹的病人，中医讲"风疹"，就需要避免"发风"之物，比如鱼、虾、蟹，或者大白鹅，甚至有些病人连鸡蛋也要禁忌，其实和西医查过敏原很相似。你前面那位病人脾胃虚寒，大便溏稀，对她来讲，要避免"发凉"之物，比如苦瓜、西瓜、生梨等。再比如有病人口腔溃疡发作的时候，中医认为"发热"之物需要禁忌，我就会关照她不要吃炒货，比如瓜子、核桃、腰果，等等。07-16 上海

共 28 条评论　　　　　✕

病人

我就是听说一个病人吃了韭菜，乳腺癌复发了呀！ 07-16 江苏

乳腺专家秦悦农

复发的原因其实是不明的，乳腺癌的发病原因并不明确，如果是原因不明的一个综合性因素，你说全部归咎在韭菜头上，那我想韭菜也很冤枉的，是吧？ 07-16 上海

病人

那乳腺癌复发是什么原因？ 07-16 江苏

乳腺专家秦悦农

有些人说是吃燕窝，有些人说是吃韭菜，有些人说是因为睡得不好……大家总归要找一个理由，我也是非常理解的。因为不找到一个理由，病人怎么来疏解自己呢？ 07-16 上海

病人

那韭菜、葱姜、大蒜到底是不是"发物"，能不能吃？ 07-16 江苏

乳腺专家秦悦农

哎，都是因人而异的呀。比如葱姜蒜都算辛温食物，有胃溃疡的、痔疮出血的都需要禁忌，但至少不能算作单纯乳腺癌病人的禁忌吧。07-16 上海

有话要说，快来评论　　　　　@ ☺ 🖼

纠结？破结！听秦大夫『乳』此『话疗』

236

他们说桑黄抗肿瘤有特效，
帮我开点吧

门诊

医生，你知道桑黄吗？是不是对乳腺癌有特效？

保健品罢了，没有听说过有特效。

上次有人向我推荐野生桑黄，很贵的，说对恶性肿瘤有特效。

桑黄是真菌类的，和灵芝一样。灵芝滥大街了，不稀奇了，就弄一个"桑黄"的新概念。其实都是食用真菌，长在桑树上的叫桑黄，长在槐树上的叫槐耳。总体都是真菌类，和香菇、木耳一样。

听说灵芝不破壁，吃了无效，等于白吃呀。

灵芝被誉为"仙草"，白娘娘救许仙"盗仙草"就是偷灵芝草，白娘娘是神仙可能掌握了破壁技术，那么，古时候的普通老百姓怎么破壁呢？究竟是怎么服用的？

医生，你讲笑话？

是让你多开动脑筋，讲讲逻辑，不要人云亦云。再比如，原来有一个药物叫"香菇多糖"听说过没？是一种香菇的提取物，药理研究表明"具有抗病毒、抗肿瘤、调节免疫功能等作用"。

那我多吃香菇能不能治病？

提取物，就是把有效活性成分提取出来，光靠吃香菇到那个量，估计尿酸要超标了。我想告诉你的是，即便注射"香菇多糖"也仅仅是恶性肿瘤的辅助治疗，并不算什么特效药。

那你能帮我中药里开一点桑黄吗？心理安慰也好。

喏，你看电脑屏幕，我们中药房里没有桑黄的。

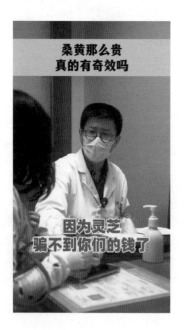

桑黄其实也长在杨树、松树、柳树上。桑黄除了黄色的之外，还有黑色、褐色、灰白的，等等。如果你去查阅百度百科，桑黄主治血崩，血淋，脱肛泻血，带下，经闭，癥瘕积聚，癖饮，脾虚泄泻，等等。桑黄怎么被炒作成治疗恶性肿瘤"神药"的，不得而知。

纠结？破结！听秦大夫『乳』此『话疗』

10

我"拼命"多吃食物，不想打升白针 ›››

床位医生讲我白细胞还可以，但肝功能出问题了，好像是什么酶高了……

> 是谷丙转氨酶、谷草转氨酶吧。

是的、是的。

> 你是化疗间歇期，回家吃太多，营养太好了吧？

你怎么知道？

> 年轻的病人，往往都是这样，家里人觉得下一次又要"吃苦头"，趁着化疗间歇期多补一补。于是经常发现白细胞还可以，肝功能却不好了。

我丈夫让我天天吃海参、鸽子，还有你讲不需要特别忌口，所以河鱼、河虾、牛肉、猪肉都吃了很多。

> 上次出院前不是就告诉你，饮食和平常一样，最多增加 10% 也就够了吗？

我是担心白细胞升不上去，他们说要打升白针。是药三分毒，我"拼命"多吃食物，不想打升白针。

饮食多了，营养吸收好，的确对白细胞的提升有帮助的，但是肝脏负担也加重了。尤其是年轻的病人，化疗剂量追求"足剂量"，药物代谢大部分也是肝脏负责的。

 吃少了白细胞低，吃多了肝功能高，那怎么办？两难嘛。

白细胞低，化疗暂缓；肝功能指标高，化疗也需要暂缓。你要明白，白细胞低依靠短效升白针、长效升白针相对容易解决，但是肝功能不是一天两天马上就能恢复正常的。

 我需要保肝几天？

估计没有五天、一个星期下不来的。

　　医生治病救人是为了病人更好地生存，所以，医生最怕病人去"拼命"。行医久了，发现到最后医学谈的都是哲学的问题，任何方案都是有利有弊，所以舍什么得什么，需要医患更多的沟通。

11

得了这病不能胖的，可我体重日增夜长

>>>

6 月 25 日 8:20

我体重上升了，是不是不好？

6 月 25 日 12:05

看 BMI 指数呀，一般建议维持在 18 ~ 24，当然需要参考生病前的标准。

6 月 25 日 13:10

我记得你讲过，得了乳腺癌不能胖的。

6 月 25 日 13:55

一般是这样讲的，过多的能量转化为脂肪，脂肪代谢过程中产生雌激素，对疾病不利。

6 月 25 日 14:02

我已经很控制了，我平时没有大鱼大肉呀！

6 月 25 日 17:15

食物总量吃了多少，吸收多少，消耗多少，最终就是加减法，能量蓄积多了就胖，能量消耗多了就瘦。

6 月 25 日 18:31

我能不能吃点减肥药？

秦大夫

6 月 25 日 19:53

减肥药物无非三类。第一类，阻止营养吸收的，基本服药后会出现腹泻；第二类，增加消耗的，比如造成轻度的甲亢，类似于汽车增加油耗；第三类，吃产生饱腹感却没有能量的食物，比如玉米芯子做的饼干。你选择哪一类？

6 月 25 日 20:00

听说中医也可以减肥。

6 月 25 日 20:15

有些医生善用大黄，主要是靠"腹泻"来减少吸收；有些医生用针灸，主要是让病人不感到饥饿，不想吃。道理一样的，要么减少摄入，要么增加消耗。

6 月 25 日 20:23

我体重日增夜长，喝白开水也会胖的。

6 月 25 日 23:15

能量守恒还是要讲的吧？胖，要么是吃出来的，要么是不运动。记住，管住嘴，迈开腿。

民以食为天，一日三餐提供机体能量，需要保持能量平衡和营养均衡。《黄帝内经》云：上古之人，其知道者，法于阴阳，和于术数，食饮有节，起居有常……就是告诉我们生活要符合自然，也要适当节制。这才是大道理。

纠结？破结！听秦大夫『乳』此『话疗』

人参果、火龙果、百香果，我能不能吃？

门诊

秦医生，饮食忌口众说纷纭，我就相信你，你是专家，你说说吧。

饮食禁忌很多只是"以讹传讹"罢了。

我查过很多资料，好像民间对鸡和鸡蛋的禁忌讲究比较多，对猪肉却没有。

是吗？那是因为年代的关系。

啥意思？

久远前，家家户户养鸡，鸡下蛋，所以蛋最容易得到，产妇生育后，探望者常送一篮鸡蛋。其次，是鸡容易得到，比如重要一些的事情，北方俗语"姑爷进门，小鸡掉魂"，杀鸡宰鹅款待贵宾，是最大的花费了吧。

你好像在东北待过？

没有待过，只是分析。以前没有冰箱，肉食无法储藏，杀猪是不容易的，所以杀一头猪，要趁着"赶集"，大家一起分担了才行。这才是你没有在古代文献中看到禁忌牛肉猪肉的原因。吃都吃不上，禁什么禁？

那么，牛奶、酸奶、河鲜、海鲜……

关于饮食，我在好大夫网站上都写过了。

我都看过了，你只写了部分，灵芝、虫草、海参、石斛可以吃，蜂王浆、胎盘、燕窝、哈士蟆禁忌。

是的。只写了代表性的。

那么，桃胶、舞茸、桑黄……

我写出来忌口的主要是和雌激素有关的，这些都没有问题的。

那水果呢？我喜欢吃水果，百香果、山竹、红毛丹、火龙果、牛油果、人参果、芭乐、释迦……

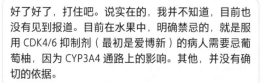
好了好了，打住吧。说实在的，我并不知道，目前也没有见到报道。目前在水果中，明确禁忌的，就是服用 CDK4/6 抑制剂（最初是爱博新）的病人需要忌葡萄柚，因为 CYP3A4 通路上的影响。其他，并没有确切的依据。

你是医生，应该比我们更知道的。

"神农氏"尝百草便知其四性五味，虽然父母给我起名字中有一"农"字，却没有附带神仙的功力……

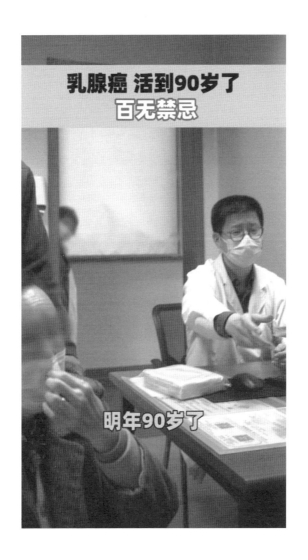

病人纠结于饮食忌口十分常见。其实，传染病是"病从口入"。至于恶性肿瘤和饮食的关系，只有抽烟、酗酒、大量腌制食品是不允许的；乳腺癌病人，对于含有雌激素的保健品和实物是禁忌的；其他的都不必要太紧张。悦而食之，想吃就吃一点；适可而止，不要太多。

我想用红豆杉做杯子泡水喝

09-03 14:21

秦医生，化疗药紫杉醇是不是红豆杉提取的？我亲戚说，用红豆杉做杯子，每天泡水喝，可以预防癌症复发。

09-03 18:29

你原来化疗时用过紫杉醇，现在内分泌药也在服用，中药也在吃，还嫌不够？

09-03 18:41

病人嘛，总归想多一些治疗，多一些保险系数。都是想多活几年呀！

09-05 19:12

如果红豆杉杯子泡不出有效成分，心理安慰也就罢了，如果真的可以泡出紫杉醇成分，我倒是不敢让你随便喝的。

09-05 19:18

为啥！

09-05 20:03

红豆杉有太多的品种，紫杉醇的含量高低不一，如果真的泡出有效成分，类似化疗药，有毒性的。

09-05 20:08

09-05 21:10

以毒攻毒不假，但是用多少"毒"也是有尺度的。

09-05 21:15

09-05 21:18

陈竺院士的贡献是既讲明了砒霜治疗白血病的机理，又明确了砒霜作为治疗用药的剂量。

09-05 21:23

09-05 21:31

潘金莲给武大郎喝的那碗药，也是砒霜，不是"以毒攻毒"，是"谋杀亲夫"好吧？

现代医学的化疗药其实是"以毒攻毒"的代表。化疗药攻杀恶性肿瘤，但可能引起恶心呕吐、白细胞下降、肝功能受损、头发脱落等，就是"毒"的体现。以毒攻毒，一定要注重剂量。

纠结八：

更好地活

生死？

选择？　责任？

保乳？　　保命？　　责任？

保命？

生死？

选择？

责任？

保命？　保命？

保命？

保乳？　保命？　　　保乳？

保命？

选择

责任？

1

我会坚持吃中药，只要再活 35 年

我两年前做了乳腺癌手术，想来吃点中药调理调理。

你没有淋巴结转移，西医内分泌治疗一般五年。现在两年了，还需要吃三年西药。

中药呢？

中药调补气血，你也可以服用到术后五年的。

那我可以再活几年？

早期癌，上海地区五年生存率要超过 90% 了。

五年太少了。

五年生存率，不是讲只活五年，是讲有超过 90% 的病人可以超过五年。

那是多少年？

乳腺癌嘛，生存二十年、三十年的病人大有人在。

她们吃了多少年中药？

有些人时间长些，有些人短些。

那我认真点儿吃中药。我要求也不高，只要再活 35 年就行了。

你现在 60 岁，再活 35 年……

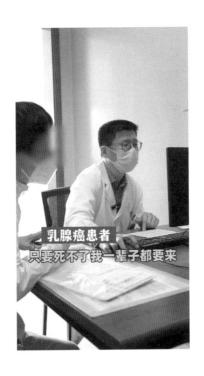

乳腺癌患者
只要死不了我一辈子都要来

服用中药当然不能保证病人一定获得生存，但是很多病人却坚持着只要生存着就一定要来服用中药的。

2

我不紧张，我有乳腺癌家族史的

>>>

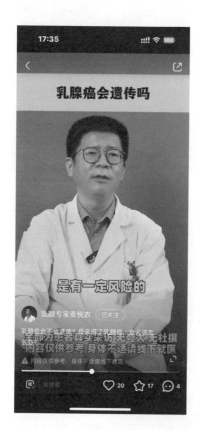

乳腺癌是遗传因素相关性较大的恶性肿瘤，无论母系还是父系，上一代的恶性肿瘤都有可能遗传给下一代。当然，根据上一代的血缘关系的远近、患病年龄、患病人数，对下一代的影响力也是不同的。比如，直系亲属（父母及兄弟姐妹）比旁系亲属（姑妈、阿姨、堂姐妹、表姐妹）影响大；上一代患病年龄越小（小于35岁），对下一代影响越大；老年（大于70岁）患病或许更多和后天因素有关；上一代患病的人数越多，对下一代影响越大。

秦医生，你还认识我吗？我妈妈是你动的手术，乳腺癌，2004 年动的手术，你还在老单位呢。

你妈妈现在好不好？

我妈妈很好，已经第 7 年了。她从新疆返沪，有医保定点医院的，所以没有在你这里复诊。

你妈妈身体好就行，哪里复查都一样。

今天我是自己来看病，这是我的彩超检查报告，估计也是乳腺癌了。

虽然你妈妈患乳腺癌，你"被"成为高危人群，但你不一定就是乳腺癌啊。

 你不用安慰我，我一点儿也不紧张的。我四个阿姨，已经有三个是乳腺癌了，所以，我估计逃不掉了。

既然有思想准备，就正规治疗……看下来初步估计的确是乳腺癌，一步一步来吧。

我相信你，你说怎样治疗就怎样治疗。

病人手术确诊为乳腺癌。经化疗、放疗以及中医药治疗 5 年。现在病人术后 12 年，病人妈妈术后已经 19 年，都非常平稳。

纠结八：更好地活

253

3

我要保乳，我要做第一个

你的肿块不大，但是需要手术的。

 对手术，我有思想准备的，我就是要保乳。我有家族史的。

先定良恶性，再谈保乳。有家族史的，也不是家里每个人都得病啊！

 我预感到我是的。我相信命的，怕也没有用。

你心理倒是蛮强大的。这样的心态非常好。

 我只要你帮我保乳，我不要切除乳房。

你的所有客观指标，都符合保乳。肿块大小、肿块距离乳头乳晕距离，肿块单发，可以接受放疗，都符合。我要和你确认下面几点。

 哪几点？

第一，主观上有保乳愿望。

我就是要保乳。

第二，理解保乳手术的风险，保留的乳房仍然有再次患癌的可能性。

我知道的。

第三，因为保乳毕竟是患侧乳房没有切除，即便加上了放疗，同侧乳房再发生乳腺癌的概率仍然有的，在5% 左右。

我知道的，我接受。

所以，要求你能够做到定期复查，万一出现问题，可以及时处理。

好的。我家离医院很近的，你需要我多久报到一次？

保乳手术在国内刚刚开展（注：当时为 2000 年），我也是经验有限。保险起见，每三个月来一次吧。

病人接受了保乳手术。至今健在。

医生最喜欢有主见但依从性又好的病人，这样的医患配合度最高。保乳的指征，比如肿瘤大小、距离乳头乳晕远近，其实都是相对的。但是，病人的主观愿望却是绝对的。医生既不应该为了追求"保乳率"，为提心吊胆的病人强行保乳，也不应该扩大"安全性"，强行切除病人的乳房。

4

我选择要在生意场上昂首挺胸

>>>

秦医生，我找了你好久。你还记得我吗？谢谢你，帮我保的乳房，已经 8 年了。你换了工作单位，而我的手机掉了，所以你的号码不见了。这次是在网站上看到你的名字，我从宁波过来的。想碰碰运气，想不到真的是你。

你最近好不好？

手术的一侧很好，谢谢你。不过这次是又要来麻烦你了。我另一侧也得病了，估计还是老毛病，所以还是要来找你。

体检下来，肿块没有上次的大，不过上次是原位癌，这次需要开出来看报告。既然是老病人，具体的风险你都了解的，我就不多说了。

回想 8 年前……

肿块不小了，需要手术，不排除恶性肿瘤。

我要保乳。我知道你从国外回来的，我就是冲着你来的。

保乳手术的第一条就是肿块直径要小于 3 厘米，你的肿块已经超过了。

我要保乳。没有了乳房，我没有自信，在生意场上无法昂首挺胸。

你也可以考虑术后重建啊。

我要自己的，不要假的。

你勉强保乳风险很大的。我出国学习就是做保乳手术，但还是觉得生命第一。如果拿生命去搏，我会觉得不值得。这样吧，你能理解风险，我也可以做，但是我必须讲明白这个道理。必须定期规范检查，一旦发现问题，及时补救手术切除乳房。

好的。我理解的。

医学的进步，其实是医患共同努力的结果。女性对生活质量的追求，对美好外观的要求，促使了一代一代医学工作者不断努力不断向前。

这个病人第一次患乳腺癌，完成了保乳手术，非常幸运，是低度恶性的肿瘤。随访无局部复发。8 年后，完成第二侧的保乳手术。至今随访 5 年余。

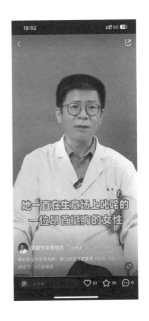

5

我坚决不切除乳房，我想赌一把

>>>

病 房

病理报告是乳腺癌，需要切除乳房的。

现在不是有保乳手术吗？为什么要切除乳房？

保乳手术的确是成熟的技术。但是保乳手术需要符合以下的条件的。听好了，我们一条一条核对一下（此处略）。所以，虽然你主观上有保乳手术的愿望，但是客观条件并不符合。主要是原发病灶的部位不好，长在乳头乳晕区，不合适保乳。

我不要切除乳房，我坚决不切。

你也可以考虑做切除再重建的呀。可以用背阔肌重建，好处是都是你自身的组织，坏处是背后还有一处切口。也可以选择假体植入，现在最常用的是硅胶水囊袋一类的产品，好处是背部不受损伤，坏处么当然是异物，还有触感等。

我不要背后再开刀，假体可以接受的。

假体倒是没有什么，主要是你的病灶正处于乳晕的深部，应该要切除乳头乳晕的。

我不要切除乳头乳晕，切除了外观不好看了。

但是，病灶很近，不切除复发的风险会大。

不切一定会复发吗？

当然不是一定会复发，但是比一般的情况（病灶在远处的）复发率会增大。就你个人而言，无非就是"复发"或者"不复发"。这个你需要想明白。如果复发了，一般需要再次手术，称为补救手术；最怕的是没有及时发现复发，肿瘤长期存在，转移的可能性就增加了。所以，如果选择保留乳头乳晕，一定要规范地定期复查。

我赌一下。可以吗？

赌，就是有输有赢啊？

知道的。理解的。

我处在医生的位置上，当然不会主动建议你"赌"。但是我理解你想赌一把、想留住更好外观的心情，同样，也会按照我的认知来手术以减少复发。

　　病人完成了皮下腺体切除术，后期又完成了假体填充植入手术。随访至今 11 年余，各项指标均正常，外观也满意。

　　其实，正是由于很多勇敢的女性作出了自己的决定，才会有医学的不断进步，当然前进过程中也有人"牺牲"。针对能讲明白的病人，医者的主要任务是阐明各种选择的利弊得失，任何治疗都是有利有弊的，选择权归于病人，医生提供的是客观的数据和专业的建议与帮助。医患同心，才有好运！

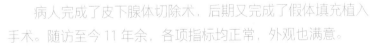

纠结八：更好地活

6　能保乳就保，不能保就先保命

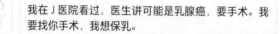

我在 J 医院看过，医生讲可能是乳腺癌，要手术。我要找你手术，我想保乳。

右乳外上肿块，可以摸到。腋下好像没啥。磁共振报告看到两个象限有肿块。如果都是癌，保乳意义不大了。

什么意思？

对于早期乳腺癌病人，保乳手术的意义在于既不影响生存率，又可以获得更好的乳房外观，生活质量更高。但是，目前磁共振和彩超可以看到两个病灶，并且，两个病灶不在同一个象限，还有点距离。如果病理报告出来真的都是乳腺癌，两个病灶都做到安全的距离，这样切除的腺体组织就比较多了，术后的外观就不是很好了。而且，保乳手术后续需要辅助放疗。勉强保乳，外观不好，又加上放疗，综合来看，我觉得不划算了。

那你觉得怎样做好？

我觉得手术照做，如果病理报告只有一处是乳腺癌，按计划保乳手术。如果不幸两个病灶都是乳腺癌，改为乳腺癌改良根治术，需要切除乳房的。目前估计腋下淋巴结没事，可以免除放疗。

你觉得我的两处肿块都是癌吗？

不好说，只有病理报告才能确定。我有过类似病人的，有的只有一处是乳腺癌，另一处是良性的，就保乳；也有的两处都是乳腺癌，就切除乳房。

好的。我就是相信你才来的，就按你说的做。

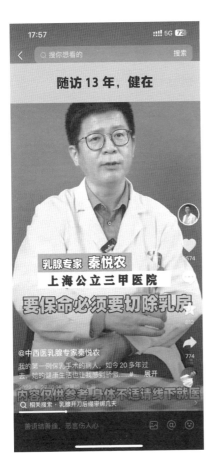

病人按计划手术治疗，不幸两处病灶都是乳腺癌，并且分别处于两个象限，最终完成了乳腺癌改良根治手术。随访 13 年，健在。

相对复杂的情况下，需要取得病人的理解。让病人知道，医生作出的决定是为了更好的疗效。

7

癌？我不治了，我不怕死的

医生，我有乳房肿块。有两年多了，但不痛不痒，我就没来看，医院里看病太麻烦了。

有病还是需要看的啊。你先去检查吧，估计要手术的。综合分析，还是像乳腺癌。

乳腺癌？那我不治疗了。我死都不怕的。

你悲观了，癌症并不等于死亡啊。

我不怕死，但是手术却是害怕的。

可是，你把乳腺癌想简单了。很多乳腺癌病人并不会马上死亡，但是乳腺癌如果向外发展，可能溃破皮肤，溃烂出血，无法收拾，这才是最可怕的。

……

也有些乳腺癌转移到腋下淋巴结，最终压迫腋血管，影响淋巴回流，手臂会越来越粗。

那倒是麻烦的。

所以，有了疾病别逃避。早发现早诊断早治疗是关键。

我发现肿块已经两年多了，不早了呀。

亡羊补牢。医生的治疗原则，首先是挽救生命，其次是提高生活质量，逃避总不是办法。再说，现在也不一定很晚啊。

那现在怎么办？

目前首要的任务是完善检查，第一是对肿块的定性，比如穿刺活检；第二是对全身状况的评估，然后，制定一个对你最有利的方案。

那你要告诉我真实的病情，我不希望被"欺骗"。

当然。你是超过 18 岁的成年人，也不是七老八十，我当然会直接和你沟通，因为无论怎样的治疗方案，都是需要在你的配合下才能完成的。

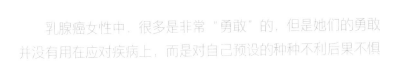

乳腺癌女性中，很多是非常"勇敢"的，但是她们的勇敢并没有用在应对疾病上，而是对自己预设的种种不利后果不惧怕，勇于牺牲。这是不值得赞扬的。

8

想想没意思，人总归要走这条路的

>>>

专家 ✚ 门诊

医生，我发现乳房肿块已经一年多，不痛不痒，但是有点长大了。想问医生，究竟是良性还是恶性，如果是恶性就不想手术了。

肿块一年多了，她就是不肯看病。

你的乳房肿块已经在 5 厘米大小，质地较硬，活动度差，对于这个年龄（50 岁）一般要考虑恶性的，即乳腺癌。一般乳腺良性肿瘤不会危及生命，可以不必急于手术；恶性的么应该早点手术才对，为什么你说恶性的反而不想开刀了呢？

我其实感觉就是乳腺癌了，因为我母亲就是死于乳腺癌。母亲接受了手术和化疗，吃了很多苦，一共才活了 4 年。后来的日子很痛苦。

你母亲得病是什么年代？

那是很久以前了，快二十年了吧（注：上世纪 80 年代）。

就是啦，二十年前，你母亲患病的年代和现在能相比吗？医学的发展很快，进步很大，无论手术理念和方式、化疗药物、放疗设备、内分泌治疗的药物都和当年不能相提并论了。并且，乳腺癌各有病理类型，虽然家族史遗传史的确存在，但是生存和预后并不能通过这些来预测的。

那你觉得我是早期还是晚期，手术了能活几年？

早诊断早治疗，肯定疗效更好。目前只有体检，不能
全面判断，建议完成乳房局部的和全身的检查，这样
才能判断。然后，完成检查后，可以考虑手术治疗加
术后的综合治疗，毕竟手段还有很多。

我想想还是没有什么意思，痛苦很多，最终还是这条
路（死亡）。

不要这样悲观。还是我说过的话，医学在不断进步，
这些年来乳腺癌的治疗方法更多了，生存率更高了。
保持好的心态，积极治疗，配合医生，才能取得最好
的疗效。回去好好想想，有决定了再来找我。

听医生的吧，早点治疗。

　　这个故事是多年前的了，她妈妈得病的年代更久远。数十
年过去了，治疗方案有了很大的改进，病人的心态问题、负性
情绪问题仍十分普遍。

　　正面的心态会帮助病人成功，负性的情绪因素会破坏病人
的免疫系统，使得疾病再发的可能性增加。医生需要面对病人
的生理、病理、心理，在方案的制定方面或许是医生的影响力
更大些，但是，方案的实施必须取得病人的理解和接受。尤其
是针对恶性肿瘤的治疗方案，不可避免会带来生理上、心理上
的痛苦，乳腺癌更会带来外观上的影响。所以，做一名让病人
信任的医生，得到病人的配合，才可能事半功倍。

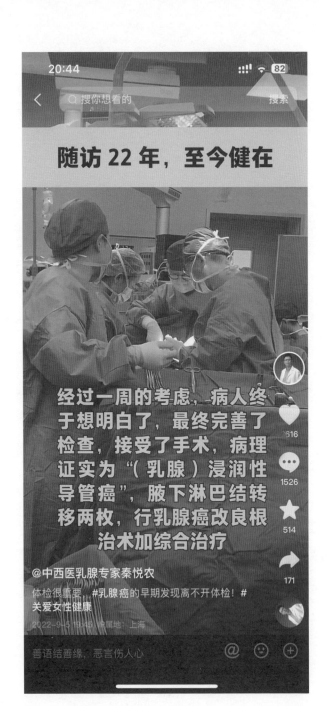

纠结？破结！听秦大夫『乳』此『话疗』

为什么我会得乳腺癌，还有希望吗？

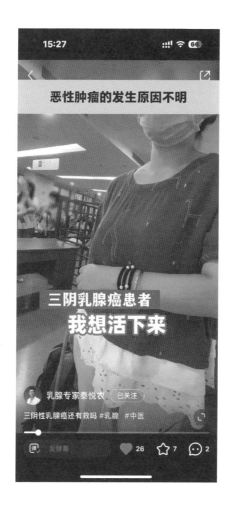

得乳腺癌的病人心理上起初多半是不承认，往往追究着上一代的遗传史。其实，在乳腺癌的致病因素中，遗传也只是诱因之一。恶性肿瘤的发生和遗传、环境、生活作息、情绪、饮食、运动等因素都有关，更何况还有很多的未知领域。

共 25 条评论　　　✕

病人
我化验的血指标都是好的，报告却是乳腺癌，会搞错吗？ 09-17 上海

乳腺专家秦悦农
血指标仅供参考，病房里大多数的乳腺癌病人肿瘤标志物都是阴性的……09-17 上海

病人
那，我家里也没有人得乳腺癌的呀！ 09-17 上海

乳腺专家秦悦农
乳腺癌和结肠癌都算是遗传相关性很大的恶性肿瘤，但是仍然没有你想象中的一一对应。不然，医生就容易做了。明确诊断的乳腺癌病人，只有 5% ~ 10% 的能从上一代找到病史。绝大多数病人的上一代并没有同样的疾病。09-17 上海

病人
那我是什么因素得的？ 09-17 上海

乳腺专家秦悦农
恶性肿瘤的发生，到目前为止，都是"原因不明"。应该讲是综合性的因素导致了恶性肿瘤的发生，并非某一项原因的直接因果。09-17 上海

有话要说，快来评论　　　@ ☺ 🖼

那岂不是很麻烦。防不胜防？ 09-17 上海

是的。09-17 上海

不是说有宫颈癌疫苗？ 09-17 上海

是的，但只是预防相关病毒感染，减少宫颈癌的发生率。09-17 上海

那乳腺癌呢？ 09-17 上海

其他恶性肿瘤不是病毒引起的，你应该都没有听到过疫苗吧？乳腺癌不是因为病毒感染引起，目前为止同样没有疫苗，不然美国影星安吉丽娜·朱莉何必以最残酷的方式来"预防"可能会发生的恶性肿瘤呢？ 09-17 上海

那么，究竟怎么办才好呢？ 09-17 上海

共 25 条评论 ✕

 乳腺专家秦悦农 ♡

怎么办？在没有一级预防的情况下，只有加大二级预防呀。二级预防就是常说的"三早"——早发现、早诊断、早治疗。09-17 上海

 病人 ♡

那我的病情呢？还有没有希望？ 09-17 上海

 乳腺专家秦悦农 ♡

病理已经明确乳腺癌了，应该是早期。肿块比较小，腋下淋巴结没有发现异常，其他的外周检查也是好的。所以，接着就应该是抓紧"早治疗"了。09-17 上海

有话要说，快来评论 @ ☺ 🖼

关于恶性肿瘤，目前为止没有合适的"一级预防"。一级预防指的是明确了病因、已经有针对性预防措施的。比如，新生儿出生以后，一直到上学校，在托儿所、幼儿园、小学等，都经历了一系列的"预防针"。像破伤风、白喉、百日咳等，都是算一级预防的。而恰恰恶性肿瘤没有。

宫颈癌疫苗可以减少宫颈癌的发生率。因为宫颈癌很多是感染 HPV（人乳头瘤病毒）引起的，所以所谓的疫苗是预防 HPV 感染，是病毒疫苗。但是病毒疫苗目前还没有做到全覆盖的预防。注射过疫苗的，可以减少宫颈癌发生率，不是完全杜绝。

纠结？破结！听秦大夫『乳』此『话疗』

600号？公证处？
我只是要做那个预防手术

8 月 18 日 20:50

你的肿块不大，目前看着应该是良性的，可以继续观察。保持好的生活习惯，定期复查就可以了。

8 月 18 日 21:05

我天天提心吊胆怎么行？你帮我手术切切掉算了。

8 月 18 日 21:14

实在不放心，做个"微创"也可以，小手术，很快的，既明确了结节性质，又解除了心里的"包袱"。怎么样？

8 月 18 日 21:18

那安吉丽娜·朱莉不是全切了吗？

8 月 18 日 21:24

安吉丽娜·朱莉，她是有家族遗传史的，尤其是检测出来基因缺陷的，她与乳腺癌和卵巢癌相关的 *BRCA1* 和 *BRCA2* 基因都有问题，所以选择了乳房皮下腺体切除术的。

8 月 18 日 21:30

我也想做做掉，求求你了。

8月18日 21:43

你身上只有乳房是重要的？现在肺结节那么多，发现一个消灭一个？还有肝癌、胃癌、妇科肿瘤，都靠切切掉来"预防"？要变"木乃伊"了。

8月18日 21:47

肺切除、肝切除要死人的，乳房嘛，反正我已经生育过了……预防性切除乳房，不行吗？

8月18日 21:56

你做过 *BRCA1/2* 基因检测吗？

8月18日 21:58

还没有。

8月18日 22:10

我说一个真人真事吧。有病人已经检测过，发现是 *BRCA1/2* 基因缺陷，接受了预防性手术，然后反悔了。法院怎么判的知道吗？

8月18日 22:13

病人签过字，医生没有责任呀！

8月18日 22:15

错了，病人是"弱势的"一方，医生有责任。责任在于我们参照的是欧美人种的指标做模板，并不是华人的模板。如果没有确切的家族史，就是依据不足。

8月18日 22:19

那现在不能做这样的手术吗？

8月18日 22:52

需要 *BRCA1/2* 检测有缺陷，且家族史明确，"600 号"明确你在作出决定的那一刻是"清醒的"，然后由公证处公证签字。

8月18日 22:55

600 号？公证处？这么复杂？我只是想做安吉丽娜·朱莉那样的手术。

8月18日 23:10

流程复杂是好事，避免病人冲动之下作出错误的决策。再说了，"追星"也没有这样追的呀。

8月18日 23:13

那我该怎么办？

8月18日 23:24

关爱自己，保持良好的生活习惯，每年体检，做好女性两癌筛查呀……

乳腺良性疾病，能随意切除乳房吗？不行！为什么？因为良性疾病不致命。只是为了预防今后乳腺癌的"可能性"就切除乳房，是不允许的。即便病人出现一时的"冲动"，专业医生也应该一步一步按照规范来做。

基因检测流行，但是目前的模板恰恰不是华人的，所以，对于创伤性的预防治疗手段，需要慎之又慎。

"600 号"，指宛平南路 600 号，上海市精神卫生中心。

我心理上无法承受，我选择不要乳房

你曾经做过周围型导管内乳头状瘤手术。现在彩超提示多发性囊肿，不排除还有导管瘤。

发现乳头有时候有溢液，担心死了。

体检下来肿块不明显，小结节很多。乳头很少量溢液，腋下淋巴结不明显。

那怎么办呢？

彩超、钼靶都做过了，至少目前没有恶性肿瘤的依据。定期复查，随访就行。

随访，那岂不是等着恶变？

不是啊，并没有说都会恶变啊，毕竟得乳腺癌的是少数。定期复查，如果发现有问题可以及时治疗的。

我想手术做掉，现在就一起切切掉。

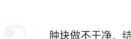 怎么做掉？乳房不要了？

 肿块做不干净，结节很多，以后一次一次做我也受不了，不如一下子切切干净算了。

你目前没有恶性疾病的依据，切乳房是不行的。别人乳腺癌现在也更多追求保乳手术了。你目前是良性疾病，最多是切除皮下腺体，保留乳头乳晕。如果外观上有更高要求，可以同时安装假体。

 我不要装假体，外观我不在乎。我主要是心理上不能承受。

好好考虑一下吧，反正也不急的。良性疾病，不是非切不可，但是切除了，无法再装上的。

 考虑好了。不再犹豫不决，肯定要切除。

好吧。

　　针对乳房上的良性疾病，如果本身是需要手术的，如果病人非常坚决地要求切除乳房，我的底线是保留乳头乳晕，留下今后可以填充假体的余地。我认为，针对良性疾病的过度治疗危害很大。

12 戴着"帽子"生活，一点没有意思 >>>

　　我一直认为，工作不是生活的全部。同样，疾病也只是生活的一个插曲。患癌以后，病人需要正确对待疾病，认真治疗，重新融入社会，才能更好地生活。

她刚刚手术做完,焦虑,重度失眠……

你早期乳腺癌,又是类型比较好的,为什么焦虑失眠?不值得啊……

听到要化疗我就焦虑,我是不是"高危"?

你 21 基因是中危偏高的临界值,完全是因为年轻,没有达到绝经状态,医生才建议做 4 个疗程。你想想,别人做 6 疗程、8 疗程的,你算什么高危?

还有,听说内分泌治疗需要 5 年甚至 10 年,我就要崩溃了。

你的病理类型,说明肿瘤细胞喜欢雌激素高的"场所",所以,内分泌治疗是把你体内的雌激素水平降低,环境整治是一个中长期的过程,不能着急的。口服药物每天服用,就像高血压、糖尿病一样,简单方便有效。没有药物可以治疗的病人倒是更加麻烦些。

她就希望爽气,一下子就治疗好,不要拖拖拉拉。

是吧?乳腺癌是一种"全身性"疾病,你既早期又年轻,医生制定的目标应该是"治愈",也就是最终恢复得和正常人一样。当然是一个长期的过程。但前途是光明的,积极配合治疗才是正道啊。

我觉得这样戴着（肿瘤病人）"帽子"生活，一点没有意思。

想想你的小孩吧？

 已经长大了。

老人不用照顾了？

 他们都能照顾自己，还能帮我们管小孩。

那，还有单位里呢？

 这三年，我一直帮学生做思想工作，有时候……我其实也……（此处省略2000字）真的受不了了……

好吧。我觉得你是压力太大了，方方面面的，种种原因的。我建议你去对面"600号"看一看。

 我们在××区精卫中心看过了，开的药效果不好。在××医院也开过中药的，吃了不舒服……

我帮你开一副中药。仍然建议你去对面"600"号看一看，除了药物，希望找专业心理师作一下心理疏导，化疗重要，"话疗"同样重要。记住，疾病只是生活的一部分，既然回避不了，就接受它。

我查过了，只有三年可以活

秦医生，我们想和你再谈一下。

床位医生应该已经和你们谈过了吧。

谈过了，不放心，想和你再了解一下。

好吧。指标有好有不好，总体还行。规范治疗吧。

医生讲我是"三阴性"，我查过了，三阴性只有 3 年可以活。

你在哪里查的？这个说法好像不太正规嘛。

我年纪还轻咧……

病人总是喜欢问，还能活几年。我问你，你老公没有生病，你说他能活几年？

他没有病，我怎么知道？

那有病的，就能知道？

 我是网上查的，说没治的……

你早发现早诊断，目前算第一期，早期，注意规范治疗就行。

 "她们"讲三阴性没有药的。

什么叫没有药，三阴性没有抗 *Her-2* 的靶向药，没有内分泌治疗药物，所以化疗建议规范做，也有化疗升级的，然后可以中医中药治疗啊！

 ……我是不是很危险？

2011 年，我有一个病人和你差不多，到我办公室就哭，说小孩还小，网上说只能活 3 年……现在不是好好的，已经 11 年了。她当时淋巴结还有转移，不是比你更危险？

 我选择保乳了，是不是不该保？

保乳有保乳手术的指征，你都符合的，我们也是按规范操作的，手术后病理切缘都是"阴性"，已经切干净了，化疗完成后匹配放疗就可以了。

 是不是切除更安全？

局部或许是切除更安全，但是"全身"并没有差别的。喏，我的另一个病人，发病时比你还年轻，2014年第一次手术时 30 岁还不到，后来 2021 年另一侧也得了乳腺癌，两边都是"原发的"，都是三阴性，并且后面检测 *BRCA1* 阳性的，不也规范地治疗，认真地生活着吗？她年轻，双侧都选择保乳的。

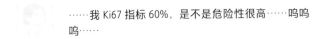

……我 Ki67 指标 60%，是不是危险性很高……呜呜呜……

别哭啦。Ki67 的确是参考指标之一，但不是绝对的预测因子。我经手的病人 Ki67 达到 90%，甚至超过 95% 的都有……你半懂不懂，反而给自己添烦恼。需要的是相信医生，然后配合规范治疗，其实多研究意义不大，最重要的是保持良好的心态。

我年纪还轻，小孩还小……

你肯定不是年纪最轻的，也不是病情最重的，记住，自己有信心的病人才能获得最好的结果。

上述对话，在临床上非常多见。医患之间有时候难以沟通，原因在于"点与面"。医者讲的是"面"——生存率多少。而病人及家属关注的是"点"，自己能活多少年？比如，该"三阴性"乳腺癌病人，关注的是自己能不能生存，会不会复发。因此，医生的劝解和安慰，也需要从"个案"切入。

我想陪孩子一起长大，多给我用点药吧

>>>

00:35 　　　　　　　　　　　　　　 ..ll 4G

收起 >　　　　　　 く 32 岁　　查看问诊记录 >

12.11 6:05

病人

医生，我的病情资料你看到没？

12.11 8:30

秦悦农 主任医师

看到了，三阳性乳腺癌，做了化疗、靶向，保乳做了放疗，现在内分泌治疗维持。

12.11 8:35

病人

我想问，我需要口服靶向药物强化吗？

12.11 8:51

秦悦农 主任医师

你是早期乳腺癌，我觉得治疗已经到位了。

问诊中　　　　　　　　 剩余1次医生回复机会！

常用语　　上传资料　　隐私电话　　发起视频

12.11 9:03

可是我年轻，小于 35 岁，不是算"高危"吗？

12.11 9:10

是的，你的确算高危。但是你淋巴结没有转移，属于早期乳腺癌，而你的主治医生给足了 4 + 4 的化疗，给足了双靶治疗一年，又建议注射绝经针 + 口服芳香化酶抑制剂，治疗算是已经做到头了呀。

12.11 9:15

我害怕呀。我孩子还小，我想陪他一起长大……

12.11 9:19

害怕是正常的，但是因为害怕而过度治疗，就得不偿失了呀。

12.11 10:13

我需不需要吃点中药？

12.11 10:18

秦悦农 主任医师

三阳性的病人，后续内分泌治疗为主，主要看有没有带来副作用。比如，有没有失眠、焦虑、更年期潮热多汗等，如果有可以适当应用中医中药。如果症状不明显，中药暂时不急的。

12.11 10:22

病人

我现在吃华蟾素、平消胶囊、乌苯美司，还有能不能注射胸腺肽……

12.11 10:25

秦悦农 主任医师

你的担心害怕，我是理解的。但是，一下子用这么多药物，就不能理解了。是药三分毒，知道吗？太多的药物，长期服用会损伤肝肾功能的。

12.11 10:36

病人

那我再吃你的中药保肝吧，她们说你开的中药很神的。

问诊中　　　　　　　　　　　　剩余 1 次医生回复机会！

常用语　上传资料　隐私电话　发起视频

纠结？破结！听秦大夫『乳』此『话疗』

284

12.11 10:41

你是只会做加法对吧？我是建议做做
减法了，不需要吃那么多药物的。

12.11 10:43

那我不是因为害怕么……

国内乳腺癌发病率越来越高，年轻的乳腺癌病人越来越多，但其实，随着群众体检意识的提高，医疗检测设备的进步，早发现早治疗的病人也越来越多。

现代医学药物的进步，传统中医的临床生命力，保健品的流行，导致病人能了解到的、可以拿到的药物（保健品）越来越多，出于对恶性肿瘤的担心害怕，病人用药越来越多。其实，任何事情都是有利有弊的，一个肝、一个胃、两个肾……能经受长时间药物的攻击吗？适当做做"减法"，是必要的。

后 记

专家门诊一号难求，医患面对面经常是一种奢望。加上现代女性生活节奏快、业余时间少，就医问诊习惯已不同于她们的前辈，网上资讯尤其是短视频这种快速便捷的信息获取方式受到她们青睐。感谢帮我拍摄短视频的团队，抓取了很多医患经典对话，让这些信息通过网络可以传播到更远。今日更选择整理其中具有代表性的内容实录入书，以期可以影响到更多人。

2019 年 3 月出版的《非常医患对话——乳房那些事》中，我曾经写下百姓百性，百人百姓（姓氏），百人百性（性格）……这既是说的患者，也是说的医者，比如和蔼可亲的张医生，善解人意的李医生，惜字如金的王医生，神秘莫测的赵医生……而我自己，则是最为吃亏的嘴硬心软型。好在日久见人心，绝大多数病人认可我的"个人公信力"。

于医者而言，专科门诊的病人很多纠结类似、问题雷同，医者在有限的工作时间常常处于重复再重复的解释之中，如何省下宝贵的时间？从患方来看，纠结和焦虑是常态。纠与结，都是糸字旁，纠结合在一起，乱麻也，何解？需要快刀斩乱麻！焦和虑，焦乃火字底，虑字下为思，心也，焦虑实则火烧心也，何解？需要冷水扑灭心火！现状是医者为了病人的纠结

纠结？破结！听秦大夫『乳』此『话疗』

和焦虑，两遍三遍乃至 N 遍的解释，浪费了很多时间，最终医患双方身心俱疲。假如有个人公信力的医者能快速"破结"，善之善者也。

乳腺结节与纠结，究竟孰因孰果？请记住秦大夫的名言——"纠结是乳腺疾病的根源"，这是我从医三十年的经验。对于短视频和本书实录中的"话疗"，群众褒贬不一在所难免，总体上是理解者更众，感恩。至少我坦然面对摄像头，敢于实诊拍摄甚至直播。那么，投缘者聚之，乏缘者避之，不是也很好嘛？因此，在我的诊室，我更注重的是快速"破结"。本书罗列的也正是种种纠结点，以及医者如何一一破结（破解）。

案例贵在真实，医者贵在真诚。

匆匆行文，难免疏漏，一家之言，敬请指正。

秦悦农